Ritu Pasrija

Lípidos e resistência a medicamentos em fungos: Um estudo

Ritu Pasrija

Lípidos e resistência a medicamentos em fungos: Um estudo

ScienciaScripts

Imprint
Any brand names and product names mentioned in this book are subject to trademark, brand or patent protection and are trademarks or registered trademarks of their respective holders. The use of brand names, product names, common names, trade names, product descriptions etc. even without a particular marking in this work is in no way to be construed to mean that such names may be regarded as unrestricted in respect of trademark and brand protection legislation and could thus be used by anyone.

Cover image: www.ingimage.com

This book is a translation from the original published under ISBN 978-3-659-85587-0.

Publisher:
Sciencia Scripts
is a trademark of
Dodo Books Indian Ocean Ltd. and OmniScriptum S.R.L publishing group

120 High Road, East Finchley, London, N2 9ED, United Kingdom
Str. Armeneasca 28/1, office 1, Chisinau MD-2012, Republic of Moldova, Europe
Managing Directors: Ieva Konstantinova, Victoria Ursu
info@omniscriptum.com

Printed at: see last page
ISBN: 978-620-8-52939-0

Índice:

Capítulo 1

1.1 INTRODUÇÃO

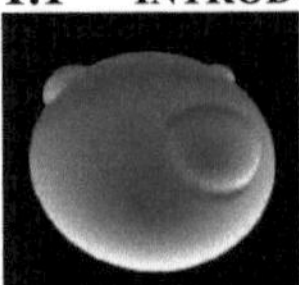

As espécies de *Candida* são fungos oportunistas bem conhecidos que afectam os seres humanos. Podem causar doenças fúngicas em doentes imunocomprometidos, incluindo doentes com cancro, doentes transplantados e doentes com infecções pelo vírus da imunodeficiência (Calderone *et al.*, 2002). O problema crescente da candidíase mucosa e sistémica reflecte o enorme aumento do grupo de doentes em risco e a maior oportunidade que existe para espécies de *Candida* para invadir tecidos normalmente resistentes à invasão (Calderone *et al.*, 2002). As espécies de Candida são agentes patogénicos ubíquos que exploram o mecanismo de avanço para obter acesso à circulação e aos tecidos profundos. O aumento da prevalência de doenças locais e sistémicas causadas por espécies de *Candida* resultou em numerosas novas síndromes clínicas, cuja expressão depende principalmente do estado imunitário do hospedeiro. As espécies de *Candida* produzem um amplo espetro de doenças, que vão desde doenças mucocutâneas superficiais a doenças invasivas, como a candidíase hepatoesplénica, a peritonite por *Candida* e a candidíase sistémica (Prasad, 1991; Ernst e Schmidt, 2000). A gestão da candidíase invasiva grave e potencialmente fatal continua a ser gravemente dificultada pelo atraso no diagnóstico e pela falta de métodos de diagnóstico fiáveis que permitam a deteção tanto da fungemia como da invasão dos tecidos por espécies de *Candida.*

Os recentes avanços na tecnologia médica, quimioterapia, terapia do cancro e transplante de órgãos tiveram um grande impacto na redução da morbilidade e mortalidade de doenças potencialmente fatais. Diariamente, praticamente todos os médicos são confrontados com um isolado *de Candida* positivo obtido de um ou mais dos vários locais anatómicos. As áreas de alto risco para a infeção por *Candida* incluem as unidades de cuidados intensivos (UCI) neonatais, pediátricas e de adultos, tanto médicas como cirúrgicas. *A Candida* spp. ocupa o quinto lugar entre as causas de infecções nosocomiais da corrente sanguínea. Não só as infecções da corrente sanguínea com *C. albicans* estão a ocorrer com maior frequência, como também a proporção relativa devida a espécies não *albicans* está a aumentar, incluindo espécies como *C. glabrata, C. krusei, C. parasilopsis, C. tropicalis, C. lusitaniae.*

1.2 CÂNDIDA E CANDIDÍASE

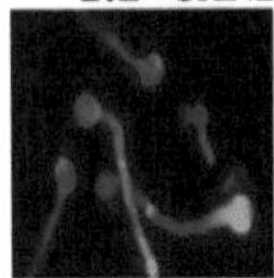

As espécies de *Candida* são classificadas como leveduras com um modo de desenvolvimento predominantemente unicelular. O género *Candida* é composto por um grupo heterólogo e inclui mais de 150 espécies, cuja principal caraterística comum é a ausência de qualquer forma sexual. As espécies de *Candida* são fungos semelhantes a leveduras que podem formar hifas verdadeiras e pseudo-hifas (pseudomicélio) (Odds, 1988). Também são comensais normais da pele doente e das membranas mucosas dos tractos gastrointestinal, genitourinário e respiratório. As espécies de *Candida* contêm o seu próprio conjunto de factores de virulência bem reconhecidos, incluindo: moléculas de superfície que permitem a aderência do organismo a outras estruturas (células humanas, matriz extracelular, dispositivos protésicos), proteases ácidas e a capacidade de se converter numa forma hifal. Postula-se que a patogénese da infeção por *C. albicans* envolve a adesão às células epiteliais do hospedeiro e a mudança morfológica das células de levedura do blastóporo elipsoide para várias formas filamentosas: tubos germinativos, pseudo-hifas e hifas (Odds, 1985). Tal como acontece com a maioria das infecções fúngicas, os defeitos do hospedeiro também desempenham um papel significativo no desenvolvimento das infecções por Candida, como se mostra no Quadro 1.

Quadro 1. Mecanismos de defesa do hospedeiro contra a infeção por Candida

Mecanismos de defesa	Defeitos
Barreiras mucocutâneas intactas	Feridas, cateteres intravenosos, queimaduras Ulcerações
Células fagocíticas	Granulocitopenia
Leucócitos polimorfonucleares	Doença granulomatosa crónica
Células monocíticas	Deficiência de mieloperoxidase
Complemento	Hipocomplementemia
Imunoglobulinas	Hipogamaglobulinemia
Imunidade mediada por células	Candidíase mucocutânea crónica, Diabetes mellitus Ciclosporina A, Corticosteróides VIH
Flora bacteriana protetora mucocutânea	Antibióticos de largo espetro

Tabela 2. Factores de risco associados à candidíase

- Granulocitopenia - Medula óssea transplante - Órgão sólido transplante (fígado, rim)	- Quimioterapia recente ou radioterapia - Hospitalização prolongada - Traumatismo grave - Infeção bacteriana recente - Cirurgia recente

- Parenteral hiperalimentação	- Gastrointestinal gastrointestinal cirurgia
- Doenças malignas hematológicas	- Central intravascular dispositivos de acesso
- Cateteres de Foley	
- Neoplasias sólidas	- Nascimento prematuro
- Corticosteróides	- Hemodiálise
- Antibióticos de largo espetro	
- Queimaduras	

O primeiro passo no desenvolvimento de uma infeção por cândida é a colonização das superfícies mucocutâneas. Os factores acima descritos na tabela 2 estão todos associados a um aumento das taxas de colonização. As vias de invasão da candidíase incluem a rutura de uma superfície colonizada (pele ou mucosa), permitindo que os organismos ganhem acesso à corrente sanguínea, e a persorção através da parede gastrointestinal pode ocorrer, após uma colonização maciça com um grande número de organismos que passam diretamente para a corrente sanguínea.

1.2.1. Frequência da candidíase - *A Candida albicans* é responsável pela maioria das infecções sistémicas com taxas de mortalidade que variam entre 50% e 100%.

- Três em cada 4 mulheres têm pelo menos um episódio de candidíase vulvovaginal (VVC) durante a sua vida.
- Na população positiva para o VIH, mais de 90% dos doentes sofrem de candidíase orofaríngea (OPC) e 10% têm pelo menos um episódio de candidíase esofágica.
- Nas infecções sistémicas, as espécies de *Candida* são atualmente o quarto agente patogénico mais frequentemente isolado de hemoculturas.
- Estudos clínicos e de autópsia confirmaram o aumento acentuado da incidência de candidíase disseminada, reflectindo um aumento paralelo da frequência da candidemia. Este aumento é de origem multifatorial e reflecte um maior reconhecimento do fungo, uma população crescente de doentes em risco (ou seja, doentes submetidos a procedimentos cirúrgicos complexos, doentes com dispositivos vasculares de demora) e a melhoria da sobrevivência de doentes com neoplasias subjacentes ou doença colagénio-vascular e doentes imunodeprimidos.
- De facto, as espécies *de Candida* substituíram as espécies de *Cryptococcus* como as doenças fúngicas mais comuns que afectam os hospedeiros imunocomprometidos em todo o mundo.

1.2.2. Mortalidade/Morbilidade devido a Candidíase

1.2.2.1 *Candidíase* **mucocutânea** - A maioria das infecções por Candida são mucocutâneas e, como tal, não causam mortalidade. No entanto, em doentes com imunodeficiência avançada devido à infeção por VIH, estas infecções das mucosas podem tornar-se refractárias à terapia antifúngica e podem levar a uma candidíase orofaríngea e esofágica grave que inicia um ciclo vicioso de ingestão oral deficiente, desnutrição, definhamento e morte precoce.

1.2.2.2 Candidemia e candidíase disseminada - As taxas de mortalidade para estas infecções não melhoraram significativamente nos últimos anos e permanecem na ordem dos 30-40%. A candidíase sistémica é a causa de mais casos de morte do que qualquer outra micose sistémica. Há mais de uma década, os investigadores relataram o enorme impacto económico da candidíase sistémica em doentes hospitalizados. Embora as infecções fúngicas mucocutâneas, como a candidíase oral e a esofagite *por Candida*, sejam extremamente comuns em doentes com SIDA, a candidemia e a candidíase disseminada são pouco frequentes.

1.2.3. Espécies de Candida - Existem mais de 150 espécies de *Candida* na natureza; apenas algumas espécies são reconhecidas como causadoras de doenças nos seres humanos. As espécies *de Candida* clinicamente significativas são mencionadas na tabela 3. *C. glabrata* e *C. albicans* representam aproximadamente 70-80% das leveduras isoladas de doentes com candidíase invasiva. *A C. glabrata* tornou-se recentemente importante devido à sua incidência crescente em todo o mundo e é intrinsecamente menos suscetível aos azóis e à anfotericina B. Algumas espécies de *Candida, C. lusitaniae, C. krusei* e *C. guilliermondi,* são importantes devido à sua resistência ao fluconazol. Outra espécie importante de *Candida* é a *C. krusei;* embora não seja tão comum como algumas espécies de *Candida*, tem significado clínico devido à sua resistência intrínseca ao fluconazol e é menos suscetível a todos os outros antifúngicos, incluindo a anfotericina B (Ernst e Schmidt, 2000).

Tabela 3. Espécies que normalmente causam candidíase e sua frequência

Espécies *de Candida* clinicamente significativas	% Abundância
C. albicans (a espécie mais comum identificada)	50-60%
Candida glabrata	15-20%
Candida parapsilosis	10-20%
Candida tropicalis	6-12%
Candida krusei	1-3%
Candida kefyr	<5%
Candida guilliermondi	<5%
Candida lusitaniae	<5%
Candida dubliniensis, recuperada principalmente de pacientes com VIH positivo	>95%

1.3 . TRATAMENTO DA CANDIDÍASE

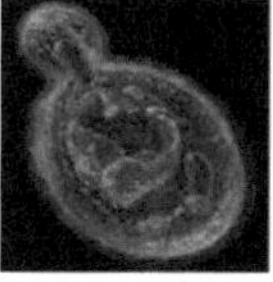

Embora existam muitos agentes antifúngicos no mercado, estes agentes estão confinados a relativamente poucas classes químicas. Podem ser classificados em cinco grupos, com base no seu mecanismo de ação molecular, nas suas estruturas e no seu modo de ação.

foram resumidas na figura 1 e no quadro 4, respetivamente.

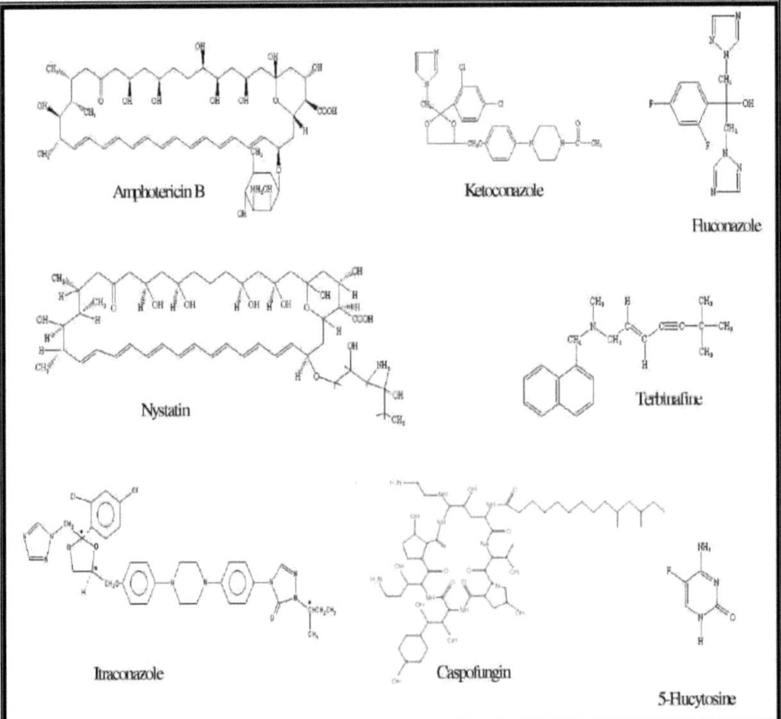

Figura 1. Estruturas dos antifúngicos utilizados no tratamento da candidíase

Quadro 4. Antifúngicos e respetivo modo de ação

Antifúngico	Denominaçã o comercial(sj	Dose habitual para adultos	Mecanismo(s) de ação	Specttum/comentários
Polienos Anfotericina B Lípidos formulaçõ es Nistatina lipossómica*	Fungizona Ambisome Abelcet Am photec Nyotran	0-3-10 mg/kg/dia 0-25-4 00 m&'k&'day	Interação com o ergosterol, intercalação da membrana fúngica, aumento da permeabilidade da membrana t) catiões univalentes e divalentes, morte celular Semelhante à anfotericina B	A resistência primária pode ser observada em *PseudaNesheria bodyri. Scedosporium* spp, *Fusarium* spp, *Aspergillus* terreos e A *flaws*. Tanto a resistência primária como a secundária foram registadas em leveduras raras (Trichosporan *beigeHi, Candida lusitanea* e *C guiNiermondm* À semelhança do desoxicolato de anfotericina B, a frequência da nefrotoxicidade é menor com as formulações lipídicas Semelhante às formulações lipídicas de anfotericina B

Fluortipinmi dina Flucitosina	Ancobon	100 mg/kg/dia, por via oral, divididos de 6 em 6 horas	Transporte para fungos susceptíveis pela citosina permease e depois desaminação para a forma ativa (5-RJ) pela citosina desaminase, onde o fármaco interfere com a síntese de ADN/ARN	Ativo contra *Candida* e *Qyptococcus* spp. Resistência antifúngica primária comum entre os bolores, particularmente *Aspargllus* spp. O rápido aparecimento de resistência secundária em *Candida* e Cryptococcus restringe a utilização de 5-FC como monoterapia
Azóis Cetoconazol Fluoonazol Itraconazol Voriconazol "1 Posaconaznl e"	Nizoral Diflucan SporanoK	200-400 mg por via oral uma vez por dia 100-800 mg por via oral/intravenosa uma vez por dia 200 mg por via intravenosa a cada 12 h durante o primeiro 2 dias, depois 200 mg por via intravenosa uma vez por dia ou por via oral duas vezes por dia 200 mg por via intravenosa ou oral de 12 em 12 horas 200 mg por via oral quatro vezes por dia durante 7 dias, depois 400 mg duas vezes por dia	Inibição do bn do citocromo P450 14a-demetilase, acumulação de lanosterol que leva à perturbação da membrana celular do fungo, fungistase Idêntico ao cetoconaznol, mas com uma inibição mais selectiva da P450 14a-demetilase Semelhante ao fluconazol Semelhante ao fluconazol Semelhante ao fluconazol	A má absorção oral e as interações medicamentosas são razões comuns para a resistência clínica. Interferência com a biossíntese de esteróides humanos observada Ativo contra a maioria das Candida e Cryptococcus spp. Sem atividade contra bolores invasivos. A resistência primária também é comum nalgumas *Candida* spp. não albicans, em especial *Ckrusai. Cg/abrata.* Doses mais elevadas 800 mg/dia) recomendado para o tratamento de algumas espécies de *Candida* não albicans ou isolados com determinação do ponto de rutura S-DD. Resistência secundária ao fluconazol observada em *C albicans* no contexto de aftas recorrentes em doentes com SIDA 1 atividade melhorada em relação ao fluconazol contra os muidos invasivos. Tal como acontece com o cetoconazol, as interações medicamentosas e a fraca absorção (cápsulas) são causas comuns de resistência à vacina. Existe uma grande variabilidade nas concentrações séricas entre doentes, devido à variação do genótipo do P450 que afecta o metabolismo do medicamento. Pode observar-se resistência cruzada com o fluconazol Tal como o itraconazol, é mais ativo do que o fluconazol contra bolores invasivos, incluindo Aspergillus e *Fusarium* spp. Não é ativo contra Zigomicetos. Resistência cruzada com o fluconazol? Grande variabilidade interpacientes nas concentrações séricas devido à variação do genótipo P450 que afecta o metabolismo do medicamento Mais ativo do que o itraconazol contra bolores invasivos, incluindo Aspergillus e *Fixarium* spp. e possivelmente Zygomycetes. A absorção oral e as interações medicamentosas são potenciais fontes de resistência clínica. Atualmente, não existe uma formulação intravenosa
Equinocandi nas Caspofungjn Micafungjn* (FK463)	Cancidas	70 mg por via intravenosa no dia 1, depois 50 mg a cada 24 horas	Inibição da síntese de glucano na parede celular, levando à suscetibilidade da célula fúngica à lise osmótica Semelhante à caspofungina	Rapidamente fungicida contra Candida spp, incluindo espécies resistentes aos azóis. Espectro essencialmente limitado a *Candida* e Aspergillus spp. Menos ativo contra *C parapsiksis* e *C guiHermondH* O mesmo que caspofungjn

Alilaminas Terbinafina	Lamisil	250 mg por via oral todos os dias	Inibem a bn da esqualeno epoxidase, resultando na depleção de ergosterol e na acumulação de esteróis tóxicos, fungistase	A fraca atividade intrínseca contra leveduras e bolores comuns impede a utilização como monoterapia. Apresenta atividade em combinação com azóis no tratamento da candidíase oral resistente aos azóis e da aspergilose

1.4 DIMORFISMO E VIRULÊNCIA

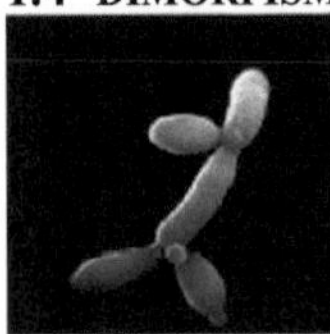

Tanto as células de levedura como as hifas são encontradas nos locais de infeção. Há três observações que levaram à hipótese específica de que a filamentação é necessária para a virulência. Primeiro, a formação de filamentos é estimulada a 37^0C por soro ou pH neutro (< 6,5); estas circunstâncias imitam o ambiente do hospedeiro (Mitchell, 1998). Em segundo lugar, os filamentos recém-formados (chamados tubos germinativos) são mais aderentes às células de mamíferos do que às células de levedura, e a aderência deve certamente preparar o terreno para a penetração nos tecidos. Em terceiro lugar, as células de levedura absorvidas pelos macrófagos produzem filamentos e lesa o macrófago; por conseguinte, a formação de filamentos proporciona um mecanismo de evasão deste mecanismo de defesa do hospedeiro.

As caraterísticas etiológicas, bioquímicas e morfológicas da *C. albicans*, tais como a sua capacidade de aderir aos tecidos do hospedeiro, produzir aspartil proteases secretoras e enzimas fosfolipase e transformar-se da fase de levedura para a fase de hifa, que são os principais determinantes da sua patogenicidade, fazem dela um eucariota único e importante.

1.5 MULTIRRESISTÊNCIA

Apesar dos avanços na área da medicina e da descoberta de mais medicamentos, tem-se registado um aumento considerável das infecções fúngicas. O tratamento das infecções fúngicas tem ficado aquém da quimioterapia bacteriana devido à escassez de antifúngicos disponíveis. As razões subjacentes a esta situação prendem-se com o facto de os fungos serem eucariotas e, por conseguinte, os compostos que inibem a biossíntese de proteínas, ARN ou ADN dos fungos são susceptíveis de fazer o mesmo nos doentes, produzindo efeitos adversos. Também uma razão significativa por trás da incapacidade no tratamento de infecções fúngicas é o desenvolvimento de resistência a múltiplos fármacos (MDR).

A MDR é definida como a resistência a um espetro de medicamentos que não partilham nem um alvo nem uma estrutura comuns. Foi descrita pela primeira vez há mais de 20 anos, quando Kessel e colaboradores, e Biedler e Riehm observaram que as linhas celulares resistentes à actinomicina D ou aos alcalóides da Vinca apresentavam resistência cruzada a uma vasta gama de outros compostos. Desde então, este fenómeno tem sido observado em vários organismos ao longo da escala evolutiva.

Um fungo patogénico resistente a um medicamento é um organismo que, de acordo com (Kerridge, 1985; Kerridge 1986), crescerá e produzirá sintomas clínicos de doença na presença do medicamento na concentração máxima, no local da infeção. De um ponto de vista micológico, são efectuadas diferentes classificações de resistência.

1.5.1. Resistência primária versus resistência secundária

À semelhança das bactérias, a resistência dos fungos pode ser classificada como primária ou secundária. A resistência primária, ou intrínseca, refere-se à suscetibilidade natural de um organismo a um antimicrobiano. Pensa-se que este nível inato de suscetibilidade é uma caraterística do organismo ao medicamento e é independente da exposição ao medicamento (quadro 5). É óbvio que, numa base casuística, a resistência intrínseca não constitui uma ameaça importante se os clínicos estiverem conscientes das diferenças subtis de suscetibilidade entre *Candida sp.* A resistência primária torna-se mais problemática quando se considera o panorama geral. Se um único agente ou classe de medicamentos for amplamente administrado porque o fungo mais frequentemente encontrado é altamente suscetível a ele, corremos o risco de alterar a dinâmica da população fúngica suprimindo ou erradicando as espécies susceptíveis. Isto cria um nicho na flora local, permitindo que um organismo intrinsecamente menos suscetível ao antifúngico mais eficaz se reproduza e se espalhe, podendo eventualmente tornar-se o agente patogénico predominante isolado.

A resistência secundária ou adquirida é muito menos previsível e potencialmente mais problemática do que a resistência primária. Em condições de stress ambiental, como a exposição a agentes antifúngicos, uma população de fungos inicialmente susceptíveis pode começar a manifestar resistência. Isto pode resultar da expressão de alterações genéticas recentemente adquiridas, da tradução e expressão de vias metabólicas anteriormente reprimidas ou da revelação de uma subpopulação fúngica existente e menos suscetível.

Uma dada população de fungos consiste geralmente numa coleção de estirpes semelhantes mas heterogéneas da mesma espécie. Quando se determina uma CIM para a população, esta representa a concentração que inibe o crescimento da maioria da população. Assim, as fracções da população serão mais ou menos susceptíveis ao medicamento em estudo. Se a população for repetidamente exposta a uma concentração de um agente igual à CIM observada, os membros mais susceptíveis serão rapidamente erradicados, deixando apenas a subpopulação menos suscetível. Eventualmente, esta fração mais resistente tornar-se-á o fenótipo predominante remanescente. Vários investigadores que estudaram a emergência de resistência a medicamentos verificaram este conceito. *C. albicans* entre indivíduos infectados com o vírus da imunodeficiência humana tratados com fluconazol, o principal grupo em que ocorreu o isolamento de *C. albicans* resistente a medicamentos.

Tabela 5. Suscetibilidade de várias espécies de *Candida*

Espécies	Agente antifúngico	MIC50 (pg/ml)	MIC90 (pg/ml)	Gama de CIMs (pg/ml)
C. albicans	Anfotericina B	0.5	1.0	<0.125-1.0
	Caspofungina	0.5	0.5	0.25-0.5
	Flucitosina	0.125	0.5	<0.125-4.0
	Fluconazol	0.25	1.0	0.125-> 128
	Itraconazol	0.03	0.125	0.008-> 8.0
C. glabrata	Anfotericina B	1.0	1.0	0.5-2.0
	Caspofungina	0.5	1.0	0.25-2.0
	Flucitosina	0.06	0.12	0.06-1.0
	Fluconazol	16	64	0.25-> 128
	Itraconazol	0.5	8.0	0.03-> 8.0

C. tropicalis	Anfotericina B	1.0	1.0	0.5-1.0
	Caspofungina	0.5	1.0	0.25-1.0
	Flucitosina	0.25	128	0.06-> 128
	Fluconazol	0.5	2.0	0.12-> 128
	Itraconazol	0.12	0.25	0.02-> 8.0
C. parapsilosis	Anfotericina B	1.0	1.0	0.5-1.0
	Caspofungina	0.5	0.5	0.25-1.0
	Flucitosina	0.12	0.25	0.06-2.0
	Fluconazol	1.0	4.0	0.25-16
	Itraconazol	0.12	0.5	0.02-1
C. krusei	Anfotericina B	1.0	2.0	0.5-2.0
	Caspofungina	1.0	2.0	0.5-2.0
	Flucitosina	16	32	16-32
	Fluconazol	32	64	16-64
	Itraconazol	0.5	1.0	0.25-1.0

Embora a origem dos fungos resistentes aos medicamentos não tenha sido determinada, é provável que a resistência ocorra como resultado de vários processos, incluindo a emergência de uma variante resistente a partir de um genótipo comum, a seleção de estirpes resistentes a partir de uma população mista e a reinfeção com uma nova estirpe resistente. Assim, a resistência antifúngica pode ser definida como um ajuste estável e hereditário de uma célula fúngica a um agente antifúngico, resultando numa sensibilidade inferior à normal a esse antifúngico.

1.5.2. . Mecanismos de resistência aos antifúngicos

Embora a base molecular da resistência aos medicamentos em *Candida* não seja muito clara, os dados acumulados até à data sugerem que a resistência aos medicamentos é um fenómeno multifatorial em que uma combinação de mecanismos pode contribuir para a resistência aos medicamentos. Alguns dos mecanismos bem conhecidos de resistência aos medicamentos em fungos patogénicos são discutidos abaixo e representados na figura 2.

1.5.2.1 Resistência à permeabilidade

Os defeitos na importação de medicamentos são um mecanismo comum de resistência aos medicamentos. Muitos fármacos hidrofílicos, como por exemplo o anti-metabolito anticancerígeno metotrexato, não conseguem difundir-se facilmente através da membrana plasmática e têm de utilizar transportadores específicos para esse efeito. As alterações nestes transportadores conduzem frequentemente à redução do influxo de fármacos. No caso do metotrexato, verifica-se que a resistência está associada a alterações no transportador de folato (Skovsgaard *et al.*, 1994). A diminuição da toxicidade pode também ser causada por alterações na composição lipídica das membranas que conduzem a uma diminuição da permeabilidade. A diminuição da permeabilidade e da fluidez das membranas resulta da isomerização *cis-* para *trans-* dos seus ácidos gordos saturados. A resistência aos antifúngicos sistémicos poliénicos, como a anfotericina B, que interage com o ergosterol da membrana para formar poros na membrana, resulta, na maioria dos casos, de defeitos na via biossintética do ergosterol, levando a uma diminuição dos níveis de ergosterol na membrana plasmática (Kelly *et al.*, 1997).

Vários estudos demonstraram que, quando o componente ergosterol da membrana plasmática é eliminado ou reduzido a favor de outros componentes de esterol, como os 14a-metil esteróis, ocorrem concomitantemente alterações de permeabilidade na membrana plasmática e uma falta de fluidez (Bossche *et al.*, 1987). Estas alterações podem diminuir a capacidade de entrada dos fármacos azólicos na célula. A maioria dos isolados resistentes à anfotericina B contém um número anormalmente baixo de moléculas de ergosterol na sua membrana plasmática, limitando assim o número de moléculas de ergosterol disponíveis, impedindo assim os mecanismos de membrana da resistência aos polienos (Joseph-Horne, 1987). O seu papel no microambiente dos biofilmes e nas terapias antimicrobianas é cada vez mais reconhecido (Reynolds
o de outros locais de ligaça A existência de outras alterações não relacionadas com os esteróis tem e Hollomon, 1997). Um outro tipo envolve a formação de biofilmes, que assumiram um papel central nas infecções humanas. Nos biofilmes protegidos, os agentes patogénicos são mais resistentes à e Fink, 2001).

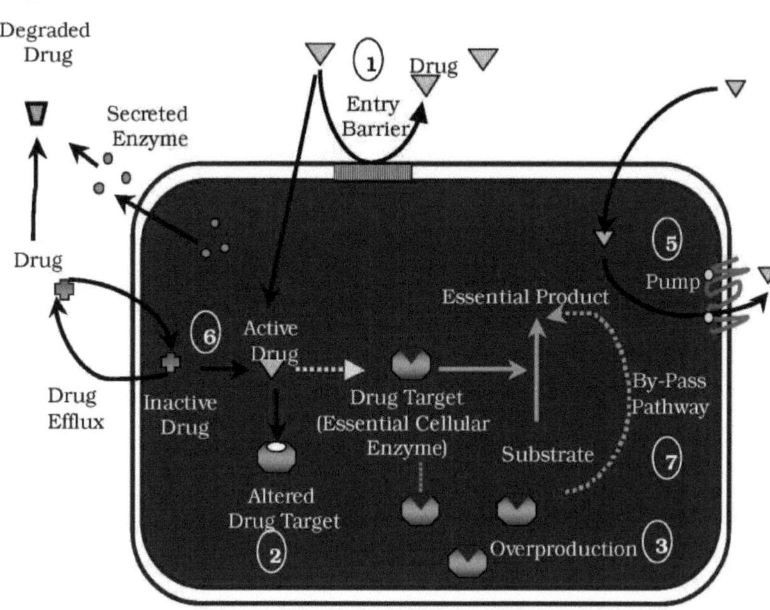

Figura 2. Mecanismo pelo qual as células microbianas podem desenvolver resistência. 1 - A entrada do fármaco é impedida ao nível da membrana celular/parede celular. 2 - O alvo do fármaco é alterado de modo a

que o fármaco não se possa ligar ao alvo. 3, a enzima alvo é produzida em excesso, de modo que o fármaco não inibe completamente a reação bioquímica. 4, algumas "enzimas" fúngicas que convertem um fármaco inativo na sua forma ativa são inibidas. 5, o fármaco é bombeado para fora por uma bomba de efluxo. 6, a célula segrega algumas enzimas para o meio extracelular que degradam o fármaco. 7) A célula possui uma via de derivação que compensa a inibição por perda de função devida à atividade do fármaco.

No entanto, a redução da permeabilidade da membrana devido a alterações das propriedades biofísicas da membrana não é uma forma muito eficaz de resistência, a menos que seja acompanhada por outro mecanismo de resistência, como o efluxo ativo ou a ativação enzimática, o que é frequentemente o caso.

1.5.2.2 Alterações moleculares nos genes da via do ergosterol

Apesar de existirem muitos alvos para os fármacos antifúngicos (figura 2), com exceção de alguns, a maioria dos fármacos antifúngicos atualmente utilizados são dirigidos contra as enzimas da via do ergosterol (figura 3). Os fármacos azólicos, por exemplo, têm como alvo a via biossintética do ergosterol. As modificações na via do ergosterol são susceptíveis de gerar resistência não só ao fármaco a que as células estão expostas, mas também a fármacos relacionados. Os azóis inibem uma etapa específica da biossíntese do ergosterol nos fungos, ligando-se ao P45014DM e inibindo-o (Asai *et al.*, 1999; Favre *et al.*, 1999). Os mecanismos possíveis para os antifúngicos azólicos são a sobreexpressão ou a alteração da P45014DM, etc., e também são apresentados na figura 4.

1.5.2.2.1 . *ERG11*

Pensava-se anteriormente que a resistência aos azóis em *C. albicans* ocorria principalmente através de uma alteração ou sobreexpressão do produto do gene codificado *ERG11* (anteriormente designado *ERG16*) 14a-lanosterol desmetilase (CYP51: também conhecido como P45014DM) envolvido na biossíntese de esteróis. Os azóis inibem uma etapa específica da biossíntese do ergosterol nos fungos, ligando-se ao P45014DM e inibindo-o. Isto leva à acumulação de níveis elevados de ergosterol no organismo. Isto leva à acumulação de níveis elevados de esteróis 14-metilados, causando a rutura das estruturas das membranas. Foi demonstrado que os derivados do azol interagem com a molécula de heme no P45014DM, onde um átomo de azoto livre do anel do azol (N3 no imidazol ou N4 nos derivados) se liga ao ferro do heme na sua sexta posição coordenada. O bloqueio desta posição, que é normalmente ocupada pelo oxigénio ativado, impede o início da reação de hidroxilação. A afinidade e a seletividade dos azóis para o(s) seu(s) alvo(s) são também determinadas pela sua estrutura, lipofilicidade e orientação estereoquímica da cadeia lateral N-1. Os derivados de azóis também se encaixam na bolsa de substrato P45014DM, que normalmente aceita o lanosterol como substrato natural. A entrada dos azóis no interior da célula continua por resolver, embora tenha sido sugerido que a hidrofobicidade deste fármaco poderia facilitar a sua entrada. Uma vez que o fármaco entra na célula, a sua interação com o P45014DM pode ser afetada de duas formas para desenvolver resistência ao fármaco: alteração do alvo e sobre-expressão. Certas mutações pontuais no gene *ERG11* alteram a sensibilidade da enzima por ele codificada em relação aos fármacos e, por conseguinte, desenvolvem resistência. Por outro lado, a sobreexpressão da enzima, que exige a necessidade de uma dose mais elevada de azóis, em comparação com uma estirpe suscetível, constitui outro mecanismo desta categoria.

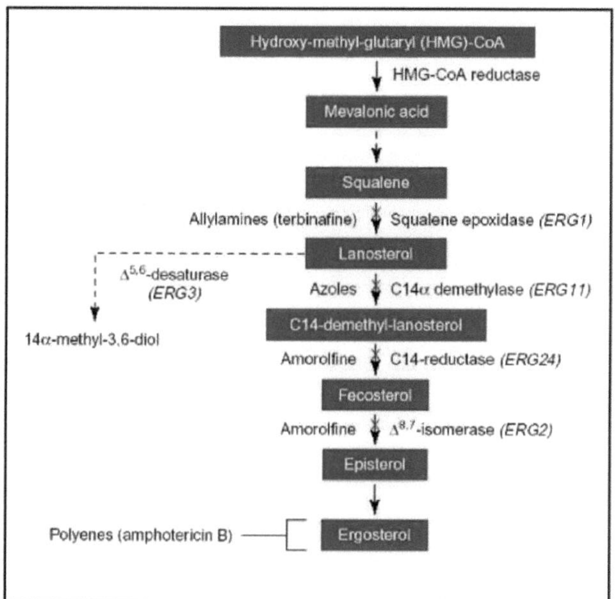

Figura 3. Mecanismo de ação dos medicamentos antifúngicos que afectam a via biossintética do ergosterol. As enzimas alvo são indicadas à direita, com os genes codificadores entre parênteses, enquanto os fármacos antifúngicos são indicados à esquerda das setas que indicam as etapas sequenciais da biossíntese de esteróis.

1.5.2.2.2 Alterações no *ERG11*

Vários relatórios documentaram mutações pontuais no gene P45014DM (*ERG11*), que conduzem a uma alteração da afinidade dos azóis para a sua proteína alvo, conduzindo assim à resistência. White *et al.* analisaram uma série de isolados clínicos *de C. albicans* (anteriormente isolados por Redding *et al.* de um único doente com VIH) e identificaram uma única substituição de aminoácidos, ou seja, R467K em Erg11p. Esta mutação situa-se entre dois resíduos presumivelmente envolvidos nas interações com a porção heme. Utilizando a mutagénese dirigida ao local, Lamb *et al.* introduziram a mutação T315A e expressaram a proteína mutada em *S. cerevisiae*, que apresentou valores de CIM mais elevados para o fluconazol e o cetoconazol.

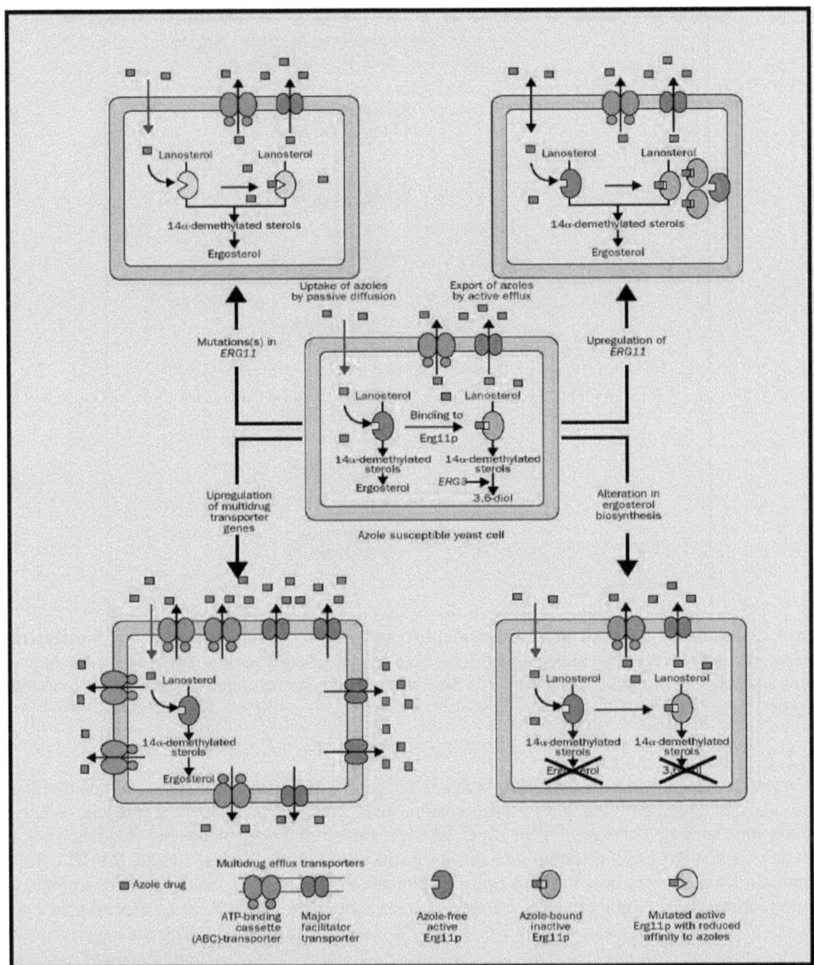

Figura 4. Possível mecanismo de resistência a agentes antifúngicos azólicos em levedura A proteína mutada purificada exibiu uma atividade enzimática reduzida e afinidade para azóis, fornecendo assim o primeiro exemplo de uma alteração de uma única base na enzima alvo que conduz à resistência aos azólicos através de uma afinidade reduzida. Sanglard *et al.*, utilizando uma estratégia semelhante, expressaram os genes *ERG11* de isolados clínicos sequenciais de *C. albicans* em *S. cerevisiae*. Esta estratégia permitiu-lhes isolar cinco genes *ERG11* com mutações, nomeadamente G129A, Y132H, S405F, G464S e R467K. A presença destas mutações nos isolados *de C. albicans* conduziu a um aumento dos valores de CIM para os azóis. Loffler *et al.* identificaram mutações adicionais, nomeadamente, E266D, F105L, K287R, G448E, G450E, G464S e V488I num conjunto de isolados resistentes ao fluconazol. Destas, as mutações

Foi também demonstrado que as mutações G464S e R467K no domínio de ligação ao heme da P45014DM em isolados clínicos causam resistência através de uma afinidade reduzida em relação ao fluconazol. A mutação Y132H não permite a ligação normal do fluconazol à proteína, como foi revelado pelos estudos espectrais. No entanto, esta mutação não tem qualquer efeito na biossíntese do ergosterol. Este facto sugere que a substituição Y132H ocorreu sem perturbação significativa do ambiente heme, representando assim uma nova alteração na proteína que conduz à resistência ao fluconazol. Recentemente, Marichal *et al.* identificaram novas mutações associadas à resistência aos azóis na *ERG11*, nomeadamente A149V, D153E e E165Y,

S279F, V452A e G465S e compilámos todas as 29 substituições conhecidas do *ERG11 de C. albicans* para mostrar a frequência e as posições destas substituições de aminoácidos. Quatro das mutações, ou seja, D116E, K128T, E266D e G464S, ocorreram com a frequência mais elevada, ao passo que G464S foi a única substituição observada exclusivamente em isolados resistentes aos azóis

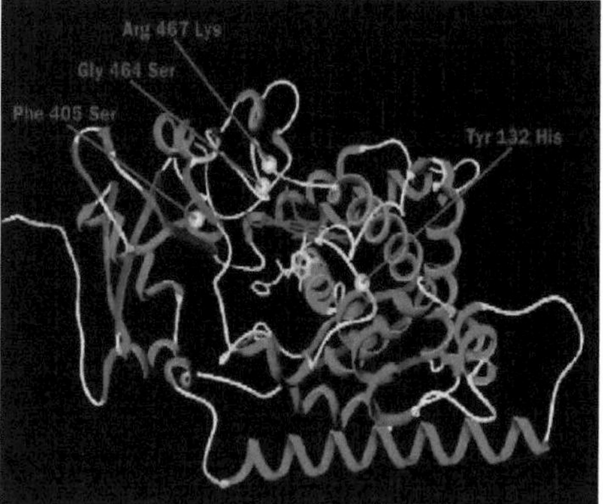

Figura 5. Mapeamento das substituições de aminoácidos com efeito conhecido na resistência aos azóis na estrutura tridimensional do CYP51 *do M. tuberculosis*, tal como referido por Podust *et al.* As moléculas de hémen e de fluconazol são apresentadas a vermelho e amarelo, respetivamente. Os pontos amarelos correspondem às posições das substituições de aminoácidos do Erg11p *da C. albicans*.28 As substituições de Gly464 para Ser e de Arg 467 para Lys situam-se por baixo da molécula planar de heme, enquanto as substituições de Ser 405 para Phe e de Tyr132 para His se situam por cima.

A secção da hélice I da Erg11p, que é altamente conservada na família dos citocromos P450, não apresentou quaisquer mutações espontâneas. A localização exacta destas mutações num modelo 3D da proteína mostra que estas mutações não estão distribuídas aleatoriamente, mas sim agrupadas em três regiões de pontos quentes entre os resíduos de aminoácidos 105-165, 266-287 e 405-488. A modelização molecular da P45014DM forneceu uma ferramenta adicional para compreender as suas interações com o seu substrato natural, ou seja, o lanosterol, e os inibidores, ou seja, os azóis. Foram construídos dois modelos baseados em homologia do P45014DM para ilustrar estas interações. Num dos modelos, que foi construído com base na estrutura cristalina conhecida do P450cam, foi prevista a interação do lanosterol com os resíduos de aminoácidos, nomeadamente Gly-310, Leu-307, Met-313 e Ser-508. Noutro modelo baseado na homologia, que foi construído utilizando as coordenadas disponíveis do P450BM-3 (CYP102) como modelo, Lewis *et al.* previram a interação do lanosterol com mais alguns resíduos de aminoácidos adicionais, nomeadamente Val-138, Ile-139, Leu-257, Met-313, Met-509, Val-510, Tyr-140, Ser-382, Phe-153, Thr-318, His-381, Tyr- 126 e Leu-228. As interações putativas de um inibidor como o cetoconazol com o CYP51 demonstraram ser bastante semelhantes às previstas para o lanosterol. No entanto, nenhuma das substituições identificadas até agora em isolados resistentes aos azóis inclui uma alteração nestes resíduos de aminoácidos interactivos. Os dois modelos 3D de P45014DM construídos até à data estão demasiado distantes de Erg11p de *C. albicans*. Com efeito, é necessário um modelo mais próximo do Erg11p para ilustrar a interação entre os inibidores, o substrato e a proteína.

1.5.2.2.3 Sobreexpressão de *ERG11*

A resistência ao fluconazol em muitos isolados clínicos tem sido frequentemente associada à sobreexpressão do P45014DM. No entanto, tem sido difícil correlacionar a sobreexpressão com a resistência observada, principalmente devido à existência simultânea de mutações no P45014DM ou à sobreexpressão das bombas de efluxo nos mesmos isolados. A amplificação de genes é um dos mecanismos comuns de resistência em células eucarióticas. No entanto, a sobreexpressão do P45014DM em *C. albicans* não foi associada à amplificação de genes. Num isolado clínico de *C. glabrata*, os níveis aumentados de P45014DM demonstraram estar associados à amplificação do gene *ERG11*. A amplificação do gene *ERG11* neste isolado também foi associada à duplicação cromossómica, que, por sua vez, resulta em níveis elevados de P45014DM.

1.5.2.2.4 *ERG3*

Foi também demonstrado que um defeito na *ERG3* (A5,6-desaturase), outra enzima da via de biossíntese do ergosterol, contribui para a resistência aos azóis. Um defeito nesta enzima leva à acumulação de 14a-metilfecosterol em vez de 14a-metilergosta-8, -dien-3[>. 6-a diol. A acumulação de quantidades suficientes de 14a-metilfecosterol compensa o ergosterol nas membranas, contribuindo assim para a resistência aos azóis em

C. albicans. Foi também demonstrado que a letalidade do *S. cerevisiae* disruptor do *CYP51* (*ERG11*) pode ser suprimida pela A5,6-desaturase. A diminuição do teor de ergosterol devido a um defeito na A5,6-desaturase em isolados clínicos de *C. albicans* resistentes ao fluconazol resultou numa resistência cruzada à anfotericina B.

1.5.2.2.5 *ERG5*

Recentemente, outro citocromo P450, a A^{22}-desaturase (CYP61 e também *ERG5*) foi purificado a partir da estirpe *ERG11* (P450-14DM) de *C. glabrata*. A enzima purificada mostrou atividade de dessaturase num sistema reconstituído. A A^{22}-destaurase e os seus homólogos foram também identificados em *C. albicans* e *Schizosaccharomyces pombe*. Os espectros obtidos com compostos antifúngicos azólicos, nomeadamente o cetoconazol, o fluconazol e o itraconazol, em A^{22}-desaturase reconstituída sugerem que estes fármacos interagem diretamente com o citocromo heme. Estes resultados sugerem, assim, o potencial da A^{22}-desaturase como um alvo antifúngico.

1.5.2.2.6 ALTERAÇÕES CROMOSSÓMICAS

Uma alteração do número de cópias cromossómicas em resposta à pressão selectiva, um princípio regulador da expressão genética nos fungos inferiores, foi também recentemente descoberta em *C. albicans*. Perepnikhatka *et al.* demonstraram que a exposição de células de *C. albicans* ao fluconazol resultava na não disjunção de dois cromossomas específicos em mutantes resistentes à droga. A exposição à droga durante diferentes períodos de tempo levou ao ganho de uma cópia do cromossoma 3 e à perda de um homólogo do cromossoma 4. Embora pelo menos dois genes *CDR1* e *CDR2* estejam localizados no cromossoma 3, nenhum dos genes associados à resistência aos medicamentos está situado no cromossoma 4. É interessante notar que os níveis de ARNm de *CDR1, CDR2, ERG11* e *CaMDR1* nestes mutantes permaneceram iguais ou foram reduzidos. Por conseguinte, a não disjunção cromossómica pode representar outro mecanismo possível de resistência aos medicamentos.

1.5.2.2.7 Modificação ou degradação do medicamento

As alterações no processamento dos fármacos (modificação ou degradação ou sequestro em membranas ou organelos) constituem um importante mecanismo de resistência aos fármacos numa variedade de tipos de células. Até à data, foi efectuada pouca análise da modificação ou degradação no interior de uma célula resistente no caso dos fungos de importância médica. Até à data, não foram observadas provas de degradação de um composto antifúngico azólico em células fúngicas (Marichal, 1999).

1.5.2.2.8 Resistência mediada por bombas de efluxo

Para além de uma alteração ou sobreexpressão da 14a- lanosterol desmetilase envolvida na biossíntese de esteróis, a resistência aos azóis em *C. albicans* é também provocada por outros mecanismos. A caraterização das proteínas ABC, por exemplo, *CDR1*, *CDR2* e *CaMDR1*, um transportador MFS, como bombas de efluxo de *C. albicans* e a sua sobreexpressão em certos casos de isolados resistentes aos azóis confirmaram que estes transportadores representam outro mecanismo envolvido no cenário de MDR de *C. albicans*

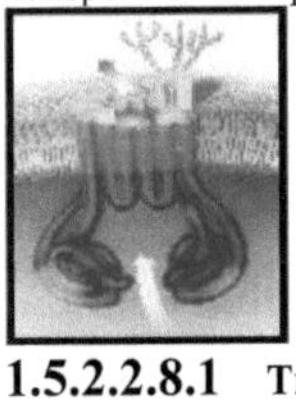

1.5.2.2.8.1 Transportadores ABC

A bomba de efluxo de fármacos codificada por *CDR1* de *C. albicans* foi a primeira bomba de efluxo ABC implicada na resistência à cicloheximida numa estirpe hipersensível de *S. cerevisiae* com disrupção *de PDR5. O CDR1* codifica uma proteína com 1501 aminoácidos de comprimento (169,9 kDa) cuja organização estrutural prevista é caracterizada por duas metades homólogas, cada uma compreendendo uma região hidrofóbica com um conjunto de seis troços transmembranares, precedida por uma dobra hidrofílica de ligação a nucleótidos (figura 6).

A estrutura é idêntica à das proteínas ABC Pdr5p e Snq2p *de S. cerevisiae*. Espelha a arquitetura do transportador de feromonas de acasalamento Ste6 da levedura, bem como da glicoproteína P de resistência aos medicamentos dos mamíferos (Pgp ou *MDR1*) e do fator de fibrose cística CFTR. O significado da inversão de domínios em alguns dos transportadores ABC de fármacos não é conhecido e pode estar relacionado com as suas funções fisiológicas. O Cdr1p é notavelmente semelhante ao Pdr5p de *S. cerevisiae*. A semelhança não se limita apenas ao motivo de ligação ao ATP, mas é conservada ao longo de todo o comprimento da proteína. Apesar da elevada homologia entre *CDR1* e *PDR5*, e os seus produtos codificados, as diferenças nas eficiências em conferir resistência aos mesmos fármacos são também parcialmente distintas. Por exemplo, ambos os genes partilham especificidades sobrepostas para a ciclohexímida e o cloremfnicol, mas *o CDR1* afecta a sensibilidade à oligomicina, ao passo que nem a amplificação nem a disrupção do *PDR5* alteram a suscetibilidade a esta última

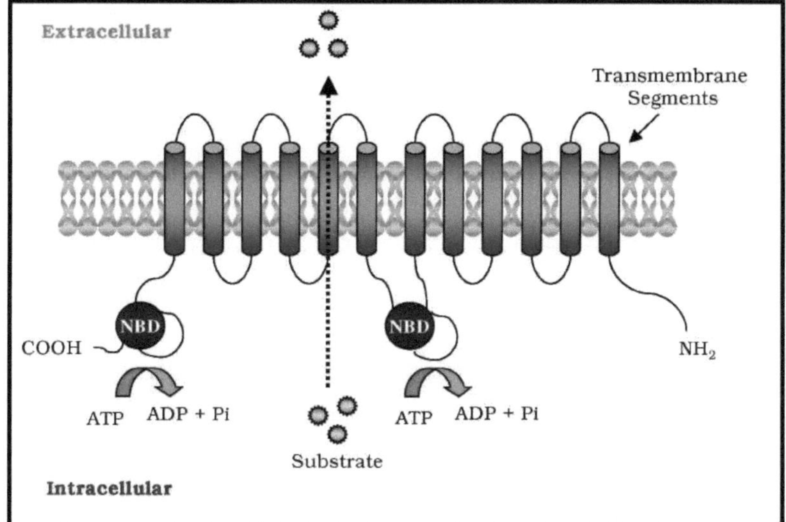

Figura 6. Representação esquemática de um transportador ABC de levedura

O facto de outras bombas de efluxo, para além da *CDR1*, poderem estar a contribuir para a resistência aos medicamentos tornou-se evidente após o isolamento do seu homólogo *CDR2* (Sanglard *et al.*, 1997). *A CDR2* é outra proteína de resistência aos fármacos e apresenta 84% de identidade com a Cdr1p. Confere resistência ao fluconazol e a vários outros fármacos. Curiosamente, o promotor de ambos os genes, apesar de ser um homólogo próximo do PDR5, não possui os locais caraterísticos de ligação aos factores de transcrição *PDR1/PDR3*, o que sugere uma divergência na regulação entre homólogos próximos das duas leveduras.

Foram também identificados outros homólogos de *CDR1* e *CDR2*, nomeadamente *CDR3, CDR4* e *CDR5*. Cdr3p e Cdr4p apresentam a maior homologia com Cdr1p e Cdr2p; no entanto, em comparação com Cdr1p e Cdr2p, que são >90% semelhantes, Cdr3p e Cdr4p são apenas 75% semelhantes a Cdr1p e Cdr2p. Curiosamente, a sobreexpressão de *CDR3* e a supressão de *CDR3* e *CDR4* não afectaram a suscetibilidade aos fármacos.

A resistência clínica ao fluconazol em resultado de uma acumulação intracelular reduzida foi também comunicada para outras espécies patogénicas *de Candida*, incluindo *C. tropicalis*, *C. glabrata*, *C. krusei* e *C. dubliniensis*. Entre as espécies não *albicans, a C. glabrata* surgiu como um importante agente patogénico nosocomial. Os homólogos de *CDR1, CgCDR1* e *CgCDR2* foram isolados através do complemento funcional de um mutante hipersensível de *S. cerevisiae*.

Foi demonstrado que *o gene CgCDR1* se encontra regulado positivamente nos isolados resistentes aos azóis. Outro transportador ABC putativo codificado pelo gene *PDH1* também foi implicado na resistência ao azol de *C. glabrata. C. dubliniensis* está filogeneticamente estreitamente relacionado com *C. albicans* e está associado a candidose oral. Os isolados de *C. dubliniensis* resistentes ao fluconazol apresentaram uma acumulação reduzida do fármaco em comparação com as estirpes susceptíveis. Este facto levou à identificação de dois transportadores ABC, *CdCDR1* e *CdCDR2*, que medeiam a resistência ao fluconazol em isolados clínicos de *C. dubliniensis*. Foi também sugerido um papel potencial de dois transportadores ABC putativos *ABC1* e *ABC2* na resistência aos medicamentos no caso de *C. krusei*.

1.5.2.2.8.2 Transportadores MFS

Uma outra classe de bombas/transportadores de efluxo que são estruturalmente muito semelhantes às bombas ABC, mas que não contêm domínios de ligação ao ATP, são conhecidos como facilitadores principais (MFS). Os MFS foram originalmente definidos como uma superfamília de permeases que se caracterizam por duas unidades estruturais de seis segmentos a-helicoidais transmembranares, ligados por uma ansa citoplasmática (figura 7). As relações estrutura - função das MFS não foram generalizadas em pormenor devido à diversidade das suas sequências de nucleótidos e aminoácidos. No entanto, foi postulado que as metades N-terminais de diferentes famílias de facilitadores principais partilham mais semelhanças do que as suas metades C-terminais, o que sugere que as regiões C-terminais estão envolvidas no reconhecimento do substrato e as regiões N-terminais estão envolvidas na translocação de protões.

Verificou-se que as proteínas MFS, que estão envolvidas na simporte, antiporte ou uniporte de vários substratos, estão presentes de forma ubíqua desde as bactérias até aos eucariotas superiores. Estes transportadores foram classificados em cinco grupos ou famílias distintas de proteínas de transporte membranar no âmbito do MFS, envolvidas (i) na resistência a medicamentos (ii) na absorção de açúcares (iii) na absorção de intermediários do ciclo de Krebs (iv) no antiporte de ésteres de fosfato/fosfato e (v) na absorção de oligossacáridos. Um dos principais grupos desta família é constituído por proteínas de efluxo de fármacos dependentes da força do motivo protão (PMF) e algumas proteínas de efluxo de fármacos específicas do substrato estão bem estudadas, como o exportador de tetraciclina, Tet B (Fujihira *et al*, 1996; Kimura *et al.*, 1998a; Yamaguchi *et al.*, 1992; Kimura- Someya *et al.*, 2000; Kimura *et al.*, 1998b; Yamaguchi *et al.*, 1995; Someya e Yamaguchi, 1996; Kimura *et al.*, 1996).

As proteínas de resistência aos fármacos são antiportadores dependentes da força motriz dos protões (PMF) que efluem os fármacos através da troca de um ou mais H^+ com uma molécula de substrato. Com base na hidropatia e em análises filogenéticas, as proteínas de efluxo de fármacos MFS, que têm mais de 100 membros, podem ser divididas em dois grupos distintos com 12 ou 14 TMS (segmentos de membrana trans). Em *S. cerevisiae*, foram identificadas 62 proteínas MFS

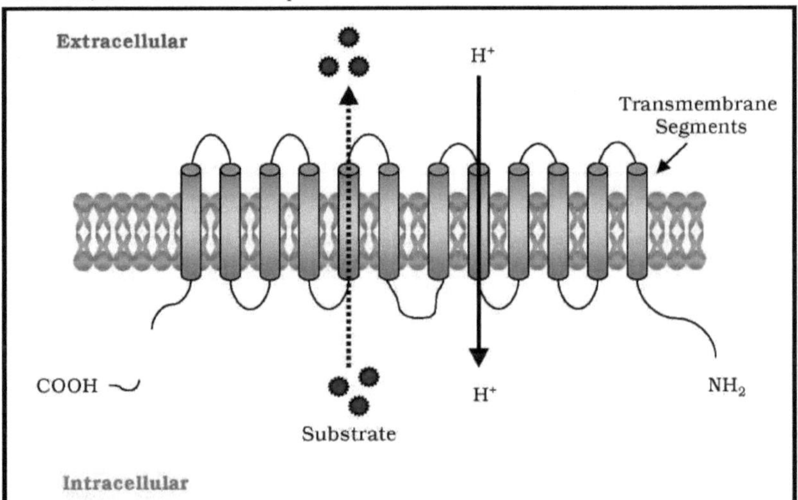

Figura 7. Representação esquemática de um transportador MFS de levedura.

dos quais alguns foram implicados num papel na resistência aos medicamentos (Braun *et al.*, 2005). Foi demonstrado que *a FLR1* em *S. cerevisiae* (resistência ao fluconazol) confere resistência ao fluconazol, 4-NQO (*4-nitroquinolina-N-óxido*), ciclohexímida, benomil, metotrexato, cerulenina e diazaborina, etc. (Broco *et al.*, 1999). Também na *Candida albicans* patogénica, das 71 proteínas MFS, apenas *a CaMDR1* é conhecida por extrudir fármacos, tendo a sua sobre-expressão sido associada à resistência aos azóis (Braun *et al.*, 2005); a expressão da *CaMDR1* (anteriormente conhecida como BEN[r]) na *C. albicans* confere resistência a vários fármacos não relacionados (Hiller *et al.*, 2006). *O CaMDR1* foi inicialmente identificado como um gene que conferia resistência ao agente de ligação à tubulina benomil e ao inibidor da tetrahidrofolato redutase metotrexato. *FLU1* (resistência ao fluconazol), outro gene que codifica a proteína MFS de *C. albicans*, foi clonado por complementação funcional de uma estirpe de *S. cerevisiae* sensível ao fluconazol. No entanto, *FLU1* foi inicialmente identificado como um clone que poderia conferir resistência ao fluconazol, embora recentemente tenha sido demonstrado que o ácido micofenólico é um substrato específico para Flu1p. *O CaMDR1* é altamente homólogo ao *FLR1*, enquanto *o FLU1* revelou uma elevada semelhança com um transportador putativo de MFS *de S. cerevisiae*, YLL028wp. Recentemente, foram identificados sete alelos mutantes polimórficos do *CaMDR1* (*CaMDR1- 1* a *1-7*). A sequenciação completa dos alelos *CaMDR1* revelou várias mutações pontuais in frame que conduzem a alterações nos resíduos de aminoácidos. Curiosamente, estes alelos apresentaram um perfil distinto de resistência aos medicamentos. A relevância de tais alelos de *CaMDR1* na resistência aos azóis em *C. albicans* ainda não foi determinada. A expressão de *CaMDR1* nas células de *C. albicans* foi reforçada por benomil, metotrexato e vários outros fármacos não relacionados, e foi mais pronunciada em alguns dos isolados clínicos resistentes aos azóis. Isto confirma que, embora a sobreexpressão *do CaMDR1* esteja ligada à resistência ao fluconazol, outros mecanismos de efluxo são igualmente importantes.

Recentemente, foram identificados homólogos *de CaMDR1* em *C. dubliniensis* e *C. glabrata*, designados por *CdMDR1* e *CgMDR1*, respetivamente. Parece que o aumento da expressão de *CdMDR1* é o principal mecanismo de resistência ao fluconazol envolvido em isolados clínicos *de C. dubliniensis*. Uma vez que *CgMDR1* confere resistência específica ao fluconazol, a sua expressão constitutiva em *C. glabrata* pode ser responsável pela suscetibilidade intrinsecamente baixa desta espécie de levedura ao fluconazol.

1.5.3. MECANISMOS DE RESISTÊNCIA NÃO MEDIADA POR AZÓIS

1.5.3.1 RESISTÊNCIA À 5-FLUCITOSINA

A resistência primária ao 5-FC é um fenómeno comum. A resistência pode ocorrer devido à deficiência ou falta de enzimas envolvidas na absorção ou no metabolismo do 5-FC, ou pode ser devida à desregulação da via biossintética da pirimidina, cujos produtos podem competir com os metabolitos fluorados do 5-FC (Kerridge e Whelan, 1984). Investigações pormenorizadas sobre os mecanismos moleculares da resistência ao 5-FC mostraram que a resistência intrínseca nos fungos pode ser devida a um defeito na citosina permease (com exceção da *C. albicans*), enquanto a resistência adquirida resulta de uma incapacidade de metabolizar o 5-FC em 5-FUTP e 5-FdUMP, ou da perda do controlo de retorno da biossíntese da pirimidina.

1.5.3.2 RESISTÊNCIA AOS POLIENOS

Até à data, a resistência aos polienos não tem constituído um problema clínico importante, embora tenham sido isolados e caracterizados isolados resistentes aos polienos. A resistência adquirida aos AmpB está frequentemente associada à alteração dos lípidos das membranas, especialmente dos esteróis. A maioria dos isolados clínicos *de Candida* resistentes aos polienos tem um teor de ergosterol muito reduzido nas suas membranas (Hitchcock *et al.*, 1987a; Hitchcock *et al.*, 1987b; White *et al.*, 1998). Existem provas que sugerem que as alterações na estrutura da membrana ou na relação esterol/fosfolípido na membrana podem estar associadas à resistência. Recentemente, foram descritos isolados clínicos de *C. albicans* resistentes a AmpB que careciam de ergosterol e acumulavam 3-[>-ergosta-7,22-dieiiol e 3-[>- ergosta-8-enol, típicos de um defeito no sistema de esterol A5.6 dessaturase (Kelly *et al.*, 1997). Este defeito é conhecido nas leveduras de laboratório (*S. cerevisiae*) que apresentam um defeito no gene *ERG3* da $A^{5.6}$ dessaturase (Kelly *et al.*, 1994; Geber *et al.*, 1995).

1.5.3.3 RESISTÊNCIA ÀS ALILAMINAS

A esqualeno epoxidase (produto do gene *ERG1*) é a enzima alvo das alilaminas naftifina e terbinafina (Favre *et al.*, 1997). Ambas são utilizadas principalmente para tratar a dermatofitose. O gene que codifica a esqualeno epoxidase (*ERG1*) foi clonado em *S. cerevisiae*. A deleção deste gene afectou a viabilidade de *S. cerevisiae* durante o crescimento aeróbico. A resistência das leveduras às alilaminas só raramente foi relatada, no entanto, existe o potencial para desenvolver resistência através da ação de transportadores de efluxo de múltiplos fármacos. Por exemplo, a sobre-expressão em *S. cerevisiae* dos genes *CDR1* e *CDR2 de C. albicans*, e do gene *CaMDR1*, pode conferir resistência à terbinafina, mostrando que este composto é um substrato para estes transportadores. Além disso, a deleção do gene *CDR1* em *C. albicans* torna as células hipersusceptíveis ao mesmo fármaco (Sanglard *et al.*, 1996a). Vários isolados de *C. albicans* resistentes aos agentes antifúngicos azólicos são também menos susceptíveis à terbinafina. Uma vez que esses isolados são resistentes aos derivados azólicos através do mecanismo de sobreexpressão do gene do transportador de efluxo de múltiplos fármacos, a resistência cruzada à terbinafina poderia talvez ser explicada por este fenómeno.

1.5.3.4 RESISTÊNCIA ÀS MORFOLINAS

A amorolfina é o único derivado da morfolina em utilização clínica. Inibe pelo menos duas enzimas da via de biossíntese do ergosterol pós-lanosterol, a A14-redutase (produto do gene *ERG24*) e a A8.7 isomerase (produto do gene *ERG2*). A resistência adquirida aos derivados da morfolina ainda não foi notificada em patogéneos de leveduras, o que se deve provavelmente à utilização limitada deste antifúngico no tratamento de infecções fúngicas superficiais. No entanto, a resistência aos derivados da morfolina em *S. cerevisiae* pode ser causada pela sobreexpressão dos genes *ERG24* ou *ERG4* (esterol C-24 (28) redutase) (White *et al.*, 1998). Além disso, trabalhos recentes indicaram que a amorolfina, tal como a terbinafina, poderia ser um substrato dos transportadores de efluxo de múltiplos fármacos da família ABC-. Este facto foi concluído a partir de resultados que demonstram que: (i) a sobre-expressão dos genes *CDR1* e *CDR2 de C. albicans* em *S. cerevisiae* poderia tornar as células resistentes à amorolfina (Sanglard *et al*., 1997), (ii) mutantes do transportador multidrogas de *C. albicans* eram hipersusceptíveis a este agente antifúngico (Sanglard *et al*, 1996b), e (iii) isolados clínicos *de C. albicans* resistentes a agentes antifúngicos azólicos com sobre-expressão dos genes *CDR1* e *CDR2* eram menos susceptíveis à amorolfina (D. Sanglard, resultados não publicados). Por conseguinte, existe o potencial de desenvolvimento de resistência a este agente.

1.5.3.5 RESISTÊNCIA A INIBIDORES DA 1,3 p-GLUCAN SINTASE

Em *S. cerevisiae*, a p-(1,3)-glucano sintase é um complexo multienzimático com duas subunidades codificadas pelos genes *FKS1* e *FKS2*. A deleção de ambos os genes nesta levedura resulta num fenótipo letal (Onishi *et al*., 2000; Douglas *et al.*, 1997; Kelly *et al*., 2000). A resistência a estes compostos é possível, uma vez que mutantes espontâneos resistentes à equinocardina L-733560 foram isolados *in vitro* em *S. cerevisiae* (Onishi *et al*., 2000; Douglas *et al.*, 1997) e em *C. albicans* (Kurtz *et al*., 1996). Pensa-se que o mecanismo de resistência nestas duas espécies de leveduras é uma menor afinidade da equinocandina para a p- (1,3)-glucano sintase produzida nestes mutantes. A resistência à equinocandina pode não ser relevante em situações clínicas, uma vez que foi demonstrado que os mutantes resistentes *de C. albicans* exibiam uma virulência atenuada em experiências com animais (Kurtz *et al*., 1996).

1.6 TESTE DE SUSCEPTIBILIDADE ANTIFÚNGICA

Uma vez que a resistência aos medicamentos fúngicos se tornou um problema clínico mais significativo, o desenvolvimento de testes de suscetibilidade aos antifúngicos atraiu um grande interesse. Os dados iniciais eram difíceis de interpretar devido à enorme variabilidade interlaboratorial nos resultados comunicados (por vezes, observaram-se diferenças de até 50 000 vezes!). Em consequência dos esforços substanciais desenvolvidos pelo National Committee for Clinical Laboratory Standards (EUA) e por muitos laboratórios colaboradores, foi desenvolvida uma metodologia normalizada conhecida como "M27" (Espinel-Ingroff, 2001) (quadro 6). O método proposto tem evoluído de forma constante, tendo sido publicado como M27-proposed (P) em 1992 e M27-tentative (T) em 1995. O método M27-approved (A) é o método recentemente aprovado, que inclui a normalização dos pontos de rutura interpretativos para testar a suscetibilidade de *Candida* spp. ao fluconazol, itraconazol e flucitosina.

Tabela 6. Diretrizes interpretativas para testes de suscetibilidade *in vitro* de espécies de *Candida*

Agente antifúngico	Suscetível (S)	Dose suscetível Dependente (S-DD)	Resistente (R)
Fluconazol	< 8	16-32	> 64
Itraconazol	< 0.125	0.25-0.5	> 1
Flucitosina	< 4	-	> 32

Embora as categorias interpretativas S e R utilizadas na tabela possam ser facilmente compreendidas, a nova categoria "A suscetibilidade é dependente da dose e/ou da administração" (S-DD) requer uma explicação. O método de macrodiluição em caldo NCCLS M27-A sugeriu que 64 gmL^{-1} poderia representar o ponto de rutura para a resistência ao fluconazol. Os isolados para os quais as CIM são < 8 gmL^{-1} são susceptíveis ao fluconazol, ao passo que os isolados com CIM de fluconazol de 16-32 gmL^{-1} são considerados susceptíveis com base em dados que indicam uma resposta clínica quando são administrados > 100 mg de fluconazol dia-1. Para ambos os azóis, as infecções causadas por isolados com CIM na gama S-DD só responderão se for administrado um nível significativo de fármaco no local da infeção. Os pontos de paragem propostos para o fluconazol baseiam-se em extrapolações razoáveis do resultado de doentes com candidíase orofaríngea. Embora se baseiem em dados menos extensos, estes pontos de interrupção provisórios parecem ser aplicáveis tanto a infecções sistémicas como a infecções das mucosas.

Tabela 7. Diretrizes do NCCLS para testes de suscetibilidade antifúngica: Documento M27*

Parâmetro	Descrição
Tampão de **meio de caldo** (0,165 M) para um pH 7,0	Caldo RPMI-1640 tamponado com MOPS a 25ºC

Modificação média	(a) YNB, pH7,0, com MOPS proporciona um melhor crescimento de C. *neoformans* (b) Meio antibiótico 3, pH7,0, com MOPS para uma deteção superior de isolados resistentes à anfotericina B, mas foram observadas variações no lote do meio
Preparação do inóculo **Preparação do inóculo de reserva** **Inóculo de ensaio**	De culturas com 24 h (espécies de *Candida*) ou 48 h (*C. neoformans*) em ágar Sabouraud dextrose Ajustado por espetrofotómetro a 530 nm para corresponder à turvação de um padrão de 0,5 McFarland: 1-5 x 106 CFU ml^{-1} 0,5-2,5 x 103 CFU ml^{-1}
Diluições de medicamentos **Gamas de diluição de**	Diluições aditivas de 10x (macrodiluição) ou 2x (microdiluição) de duas vezes do medicamento com meio (fluconazol e flucitosina) ou 100x com solvente (anfotericina B e outros azóis) Fluconazol e flucitosina 0.12-64
Outros medicamentos **Métodos** **Macrodiluição** **Microdiluição** **Controlo do crescimento (s)** **Macrodiluição** **Microdiluição**	0.03-16 $\mu g/ml^{-1}$ 0,9 ml de inóculo de ensaio diluído mais 0,1 ml de concentrações de 10x do fármaco 100 µl de inóculo de ensaio diluído mais 100 µl de concentração 2x do medicamento 0,9 ml de inóculo de ensaio diluído mais 0,1 ml de meio isento de fármacos 100µl de inóculo de ensaio diluído mais 100 µl de meio isento de fármacos
CIM por exame visual **Anfotericina B** **Flucitosina e**	Concentração mais baixa de fármaco que impede qualquer crescimento percetível (macrodiluição e microdiluição) (a) A menor concentração de fármaco que corresponde um padrão de inibição de 80 % (macrodiluição) b) a concentração mais baixa do fármaco que apresenta uma inibição proeminente (cerca de > metade) do crescimento

*Adaptado de Espinel Ingroff (1998)

São urgentemente necessárias mais investigações neste domínio.

A relevância clínica dos valores de CIM para agentes antifúngicos contra outras espécies *não* albicans ou contra *C. albicans* recuperadas durante infecções profundas ainda está a ser investigada. Muitos grupos observaram que o resultado clínico está geralmente dependente da suscetibilidade in vitro do organismo, uma vez que fornece uma ideia da concentração de fármaco que deve ser utilizada para obter uma resposta in vivo. Na maioria dos casos de infecções por *cândida* em doentes infectados pelo VIH, foi observada uma correlação entre a suscetibilidade in vitro e a resposta in vivo.

1.7 LÍPIDOS DE MEMBRANA E MDR

As membranas biológicas são conjuntos organizados de lípidos e proteínas com pequenas quantidades de hidratos de carbono. Regulam a composição do meio intracelular, controlando o fluxo de nutrientes, produtos residuais, iões, etc., para dentro e para fora da célula através de bombas integradas na membrana que transportam substâncias específicas contra um gradiente eletroquímico. Os principais componentes lipídicos da membrana da levedura são **a)** ácidos gordos de cadeia longa saturados e insaturados, **b)** triacilgliceróis (triésteres de ácidos gordos do glicerol), **c)** glicerofosfolípidos (ou fosfoglicéridos) que consistem em fosfolípidos como o ácido fosfatídico, a fosfatidiletanolamina, fosfatidiletanolamina, fosfatidilserina, fosfatidilinositol, fosfatidilglicerol e difosfatidilglicerol (cardiolipinas), **d)** esfingolípidos (derivados C18 da esfingosina e da dihidroesfingosina) e e) ergosterol (esterol de membrana C27, com um grupo C3-OH e uma ligação dupla C7 a C8. A alteração do grau de insaturação, do comprimento da cadeia de carbono e da distribuição posicional dos acil-lípidos em resposta às flutuações das condições ambientais da membrana contribui para o estado físico da membrana, alterando assim a fluidez da membrana através da alteração da ordem da membrana.

Os fosfolípidos estão distribuídos assimetricamente na membrana e a perda desta distribuição funciona como um sinal para vários processos fisiológicos. Em *C. albicans*, os transportadores ABC, nomeadamente Cdr1p e Cdr2p, são os principais responsáveis pela manutenção da distribuição assimétrica dos fosfolípidos. A alteração do ambiente membranar através da alteração dos lípidos membranares altera o funcionamento destes transportadores ABC, que são proteínas transmembranares.

Os esteróis são funcionalmente importantes na estabilização da estrutura da membrana e na modificação da permeabilidade. Os esteróis protegem as membranas contra alterações físicas e bioquímicas abruptas, dependentes da temperatura, atribuíveis às transições de fase dos lípidos, alterando a fluidez da membrana (Vigh *et al.*, 1998). Além disso, o ergosterol serve de alvo para os antifúngicos do grupo dos azóis e dos polienos.

Em resposta ao stress, ocorrem múltiplas alterações na composição lipídica da membrana, que podem incluir o aumento da insaturação dos ácidos gordos, alterações nas proporções das classes lipídicas e alterações na relação lípido:proteína. Foi demonstrado por nós e por outros que a ação dos antifúngicos é modulada por uma modificação subtil da composição lipídica da membrana (Hitchcock, 1993; Kohli *et al.*, 2002; Loffler *et al.*, 2000; Mukhopadhyay *et al.*, 2002). É de salientar que os isolados de *C. albicans* resistentes aos azóis, tanto clínicos como adaptados, apresentam composições alteradas de fosfolípidos e esteróis da membrana (Kohli *et al.*, 2002; Loffler *et al.*, 2000). Entre as várias classes de lípidos da levedura, o esterol de membrana, que é também o alvo dos azóis, é um dos constituintes importantes, principalmente responsável pela rigidez, estabilidade e resistência a tensões físicas (Parks e Casey, 1995). Por conseguinte, a perda de esterol resulta geralmente na desestabilização da membrana, conduzindo a um aumento da permeabilidade da membrana e a uma alteração da suscetibilidade das células de levedura aos medicamentos (Mukhopadhyay *et al*, 2002; Parks e Casey, 1995) Os esfingolípidos da *C. albicans* são outra classe de importantes componentes lipídicos da membrana, que diferem dos das células dos mamíferos por serem estruturalmente menos complexos e conterem fosfatidilinositol como parte dos seus grupos de cabeça polar (Lester e Dickson, 1993; Dickson e Lester 1999a; Dickson e Lester, 1999b).

Com base em vários estudos, verificou-se uma interação estreita entre os lípidos da membrana e as proteínas da bomba de extrusão de fármacos (Mukhopadhyay *et al.*, 2004; Kaur e Bachhawat, 1999). Por um lado, observa-se que as proteínas ABC de efluxo de fármacos da *Pgp/MDR1* humana e das leveduras, Pdr5p e Yor1p em *S. cerevisiae* e Cdr1p e Cdr2p em *C. albicans,* podem translocar fosfolípidos entre as duas monocamadas da membrana plasmática, enquanto, por outro lado, se sabe que a *Pgp/MDR1* humana também participa na homeostase dos esteróis (Smriti *et al.*, 2002; Luker *et al.*, 1999; Debry *et al.*, 1997). Além disso, verifica-se que estas bombas de extrusão de fármacos são particularmente sensíveis à natureza e ao estado físico dos lípidos circundantes (Mukhopadhyay *et al.*, 2004). Por exemplo, tanto a Cdr1p como a Pdr5p são sensíveis a flutuações no ambiente lipídico, o que afecta as funções selectivas mediadas por estas bombas de extrusão de fármacos (Mukhopadhyay *et al.*, 2004; Kaur e Bachhawat, 1999). Em conjunto, existem amplas evidências que sugerem que as alterações associadas na composição lipídica da membrana (fosfolípido/ergosterol), a sua ordem (fluidez) e assimetria são determinantes importantes da suscetibilidade aos fármacos nas células de levedura (Mukhopadhyay *et al.*, 2004; Kaur e Bachhawat, 1999

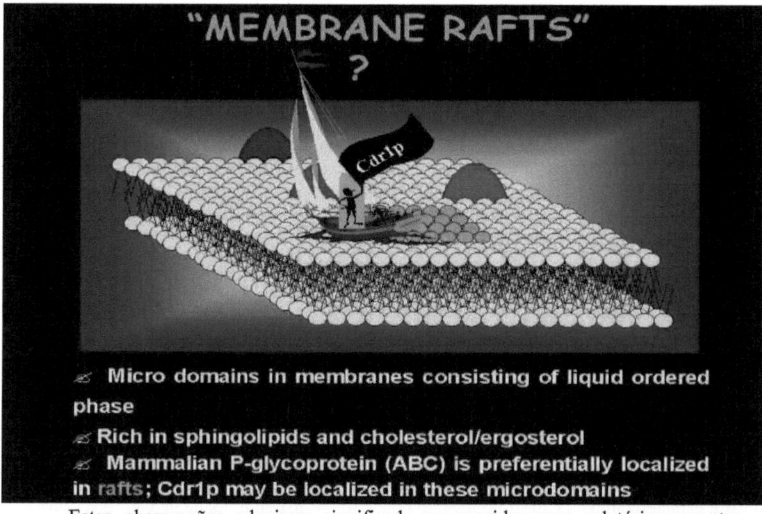

Estas observações adquirem significado se considerarmos relatórios recentes, que mostram a existência de microdomínios de membrana discretos, conhecidos como jangadas lipídicas dentro de bicamadas lipídicas, predominantemente compostas por esfingolípidos e esteróis (Demeule *et al*, 2000; Lavie e Liscovitch, 2001; Maxfield, 2002; Simons e Ikonen, 1997; Simons e Toomre, 2000; Xu *et al*., 2001; Hinrichs *et al*., 2004; London e Brugger, 2000; Dupre e Tsapis, 2003; Hebart *et al*., 2003; Martin *et al*., 2005). É interessante notar que a regulação positiva dos lípidos e das proteínas que constituem as jangadas lipídicas e a membrana caveolar é observada em células de mamíferos resistentes a medicamentos (Lavie *et al*., 1998; Lavie e Liscovitch, 2001). Além disso, foi recentemente referido que a P-glicoproteína humana/Proteína de Resistência aos Medicamentos (*Pgp/MDR1*), que é um homólogo próximo do transportador de medicamentos ABC Cdr1p de *C. albicans*, está predominantemente localizada em domínios de membrana enriquecidos com colesterol e a depleção de colesterol prejudica o transporte de medicamentos mediado pela *Pgp/MDR1* humana (Demeule *et al*., 2000; Luker *et al*., 2000). Em conjunto, parece que os esfingolípidos e os esteróis, enquanto componentes individuais e as suas interações mútuas, desempenham um papel importante no funcionamento das proteínas da bomba ABC de efluxo de fármacos (Ferte, 2000; Hallstrom *et al*., 2001; Lavie e Liscovitch, 2001; Liscovitch e Lavie, 2000).

1.8 LÍPIDOS DE MEMBRANA E MORFOGÉNESE

As alterações na fluidez da membrana permitem que a célula detecte as alterações de temperatura, pH e outros factores ambientais, que são importantes para a morfogénese. O estado físico da membrana é determinado pela composição lipídica da membrana.

Relatórios recentes mostram que os domínios de membrana altamente polarizados formados por ergosterol e esfingolípidos estão presentes especificamente durante o crescimento hifal, o que sugere que as jangadas lipídicas contribuem para a morfogénese hifal em *C. albicans* e também para a virulência. A perturbação desta interação dos componentes das jangadas resulta numa formação defeituosa de hifas.

1.9 UM DOS MECANISMOS MAIS SIGNIFICATIVOS **DO PONTO** DE **VISTA DO PRESENTE TRABALHO**

Um dos mecanismos de resistência aos azóis mais significativos do ponto de vista clínico na levedura patogénica *Candida albicans* é a sobreexpressão da proteína Cdr1p (*Candida* Drug Resistance), transportadora de múltiplos fármacos, pertencente à superfamília de transportadores ABC (ATP Binding Cassette) (Calderone, 2002; Prasad *et al*, 2002; Prasad *et al*., 1996) e CaMdr1p (Ben-Yaacov *et al*., 1994; Goldway *et al*., 1995; Kohli *et al*., 2001). Este facto está bem estabelecido com os relatórios de isolados clínicos de *C. albicans* resistentes ao fluconazol, em que se demonstrou que a expressão aumentada de Cdr1p e CaMdr1p ajuda o agente patogénico a efluir este azol terapêutico e, por conseguinte, facilita a sua própria sobrevivência (Sanglard *et al*., 1995; Sanglard *et al*., 1997; White, 1997). Este mecanismo de sobrevivência não é certamente o forte apenas deste agente patogénico; as células tumorais também o utilizam para resistir à quimioterapia através da sobreexpressão dos homólogos da Cdr1p, ou seja, a glicoproteína-P (P-gp)/*MDR1* e a proteína associada à resistência a múltiplos fármacos (*MRP1*) (Ambudkar *et al*., 1999).

A tese inclui três secções que tratam da resistência a fármacos no agente patogénico fúngico *Candida albicans*. Uma observação caraterística importante da suscetibilidade aos fármacos é a dependência do transportador ligado à membrana da composição dos lípidos da membrana, da fluidez e da assimetria dos lípidos da membrana plasmática. O presente trabalho é uma tentativa de examinar o efeito da alteração da composição lipídica da membrana na atividade e localização do transportador ligado à membrana das superfamílias ABC e MFS, respetivamente. Isto levou-nos a modular a composição lipídica de *C. albicans* e a observar o seu efeito na fisiologia celular, particularmente na suscetibilidade a medicamentos deste agente patogénico, e na atividade dos transportadores ligados à membrana. O nosso estudo anterior forneceu resultados iniciais para uma associação estreita entre a resistência aos azóis e a composição lipídica da membrana, particularmente mediada por Cdr1p da Superfamília ABC. O primeiro capítulo deste estudo mostra o efeito de desequilíbrios nos níveis de ergosterol emΔ *ergl* null background.

As nossas tentativas infrutíferas de sobreexpressar dois importantes transportadores de fármacos, Cdr1p e CaMdr1p, das famílias ABC e MFS, em *Candida*, levaram-nos a utilizar o hospedeiro heterólogo *S. cerevisiae* para sobreexpressar estas proteínas e comparar a sua atividade num contexto lipídico alterado.

O segundo capítulo trata da clonagem e sobre-expressão da CaMdr1p da família MFS, como uma proteína marcada com GFP, no hospedeiro heterólogo *S. cerevisiae* e da sua caraterização. Sendo um antiportador putativo, foi efectuada uma análise da sensibilidade do efluxo a diferentes pH e a diferentes inibidores metabólicos. Este capítulo inclui também uma análise mutacional pormenorizada do "motivo antiportador" único no CaMdr1p, por varrimento de alaninas. As séries de mutantes criadas neste estudo revelaram o papel de cada resíduo no "motivo antiportador" único e conservado e de outros resíduos na hélice transmembranar cinco.

Já clonámos e caracterizámos a Cdr1p no mesmo contexto. A disponibilidade de Cdr1p e CaMdr1p sobre-expressas no mesmo contexto proporcionou a plataforma para comparar estas duas proteínas de famílias diferentes em termos da sua atividade e localização.

O terceiro e último capítulo inclui a comparação da atividade e da localização dos transportadores Cdr1p e CaMdr1p em ambientes lipídicos de membrana alterados. Para isso, fizemos uma série de knock outs da biossíntese de ergosterol e esfingolípidos e sobre-expressámos os dois transportadores como versões marcadas com GFP.

Em conjunto, os resultados apresentados na tese estabelecem claramente que a composição lipídica não pode ser ignorada quando se considera a suscetibilidade aos medicamentos e a morfogénese deste agente patogénico. Isto abriria caminho para uma investigação mais aprofundada, caso os processos dependentes de lípidos possam tornar-se potenciais novos alvos para uma nova classe de agentes antifúngicos.

As três secções da tese têm os seguintes títulos

I. **A esqualeno epoxidase codificada por *Ergl* afecta a morfogénese e a suscetibilidade a medicamentos de *Candida albicans*.**

II. **Análise da estrutura e função de CaMdr1p, uma proteína transportadora de efluxo antifúngico MFS de *Candida albicans*: identificação de resíduos de aminoácidos críticos para o transporte do fármaco/H^+.**

III. **Os transportadores multidroga Cdr1p e CaMdr1p de Candida albicans apresentam diferentes especificidades lipídicas: tanto o ergosterol como os esfingolípidos são necessários para a orientação do Cdr1p para as membranas.**

Capítulo 2

MATERIAL E MÉTODOS

2.1 Materiais

O anticorpo monoclonal anti-GFP foi adquirido à BD Biosciences Clontech, Palo Alto, CA, EUA. As enzimas modificadoras do ADN foram adquiridas à Roche Molecular Biochemical's, Alemanha. Inibidores de proteases: TPCK, TLCK, PMSF, leupetina, pepstatina A, aprotinina e os medicamentos miconazol, cetoconazol, itraconazol, cicloheximida, anisomicina, rodamina 6G, metotrexato, terbinafina, nistatina, cerulenina, anfotericina B, óxido de 4-nitroqinolina foram adquiridos à Sigma Chemicals Co. As esferas de vidro (0,45 mm de diâmetro) foram obtidas da Braun, Alemanha, e outros produtos químicos de qualidade molecular foram obtidos da Sigma Chemical Co, (St. Louis, MO, EUA). Todas as enzimas de restrição e de modificação foram fornecidas por New England Biolabs, Amersham e Roche. O kit de marcação aleatória de primers foi também adquirido à Amersham. A zimolase T era da Seikagaku Corp. Japão. Todos os produtos químicos para os meios de cultura eram da Difco, (Detroit, Michigan, EUA) ou da Himedia (Mumbai, Índia). A nourseothricin foi obtida da Werner Bioagents (Jena, Alemanha). O $^{(3)}$H-metotrexato radiomarcado foi adquirido à Amersham, Reino Unido, e ° $^{(3)}$H-fluconazol foi preparado por encomenda pela Amersham Biosciences (Arlington Heights, IL, EUA). O fluconazol foi gentilmente cedido pela Ranbaxy Laboratories, Índia, enquanto o cetoconazol foi uma oferta generosa da Dupont (Wilmington, Del., EUA). Todos os outros produtos químicos foram obtidos localmente e eram de grau analítico.

2.2 Meios e estirpes

Todas as estirpes de *C. albicans* e *S. cerevisiae* utilizadas são enumeradas no quadro 8. Os pormenores da composição dos respectivos meios utilizados são apresentados no Apêndice I. Todas as estirpes de leveduras foram mantidas a 30°C.

Tabela 8. Lista das estirpes *de C. albicans* e *S. cerevisiae* utilizadas neste estudo

Estirpe	Genótipo	Referência
Candida albicans		
CAI4	A *ura3*:: *imm*.434/A *ura3*:: *imm434*	Dr. M.Y. Irwin, Estados Unidos
CAF2-1	*URA3* /A *ura3*:: *imm434*	Dr. M.Y. Irwin, Estados Unidos
AE4	*ERG1/A ergl*:: *hisG-URA3-hisG*	Este estudo
AE4.2.7	*MET3p*:: *ERG1/A ergl*:: *hisG*	Este estudo
S. cerevisiae		
AD1-8u-	Mata, *pdrl-3, hisl, ura3,* Ayorl:: *hisG, Asnq2::hisG, Apdr5::hisG, Apdr10::hisG, Apdr11::hisG, Aycfl::hisG, Apdr3::hisG, Apdr15::hisG*	Prof. R. D. Cannon, N Zelândia

PSCDR1-GFP	AD1-8u-com o ORF CDR1-GFP integrado no locus PDR5	Este estudo
RPCaMDR1-GFP	AD1-8u com o ORF CaMDR1-GFP integrado no locus PDR5	Este estudo
RPCaMDR1-V243A	CaMDR1-GFP com a mutação V243A na ORF do CaMDR1 e integrada no locus PDR5	Este estudo
RPCaMDR1-G244A	CaMDR1-GFP com a mutação G244A na ORF do CaMDR1 e integrada no locus PDR5	Este estudo
RPCaMDR1-L245A	CaMDR1-GFP com a mutação L245A na ORF do CaMDR1 e integrada no locus PDR5	Este estudo
RPCaMDR1-A246G	CaMDR1-GFP com a mutação A246G na ORF do CaMDR1 e integrada no locus PDR5	Este estudo
RPCaMDR1-A247G	CaMDR1-GFP com a mutação A247G na ORF do CaMDR1 e integrada no locus PDR5	Este estudo
RPCaMDR1-W248A	CaMDR1-GFP com a mutação W248A na ORF do CaMDR1 e integrada no locus PDR5	Este estudo
RPCaMDR1-S249A	CaMDR1-GFP com a mutação S249A na ORF do CaMDR1 e integrada no locus PDR5	Este estudo
RPCaMDR1-L250A	CaMDR1-GFP com a mutação L250A na ORF do CaMDR1 e integrada no locus PDR5	Este estudo
RPCaMDR1-G251A	CaMDR1-GFP com a mutação G251A na ORF do CaMDR1 e integrada no locus PDR5	Este estudo
RPCaMDR1-A252G	CaMDR1-GFP com a mutação A252G na ORF do CaMDR1 e integrada no locus PDR5	Este estudo
RPCaMDR1-V253A	CaMDR1-GFP com a mutação V253A na ORF do CaMDR1 e integrada no locus PDR5	Este estudo
RPCaMDR1-C254A	CaMDR1-GFP com a mutação C254A na ORF do CaMDR1 e integrada no locus PDR5	Este estudo
RPCaMDR1-G255A	CaMDR1-GFP com a mutação G255A na ORF do CaMDR1 e integrada no locus PDR5	Este estudo

RPCaMDR1-P256A	CaMDR1-GFP com a mutação P256A na ORF do CaMDR1 e integrada no locus PDR5	Este estudo
RPCaMDR1-S257A	CaMDR1-GFP com a mutação S257A em a ORF do CaMDR1 e integrada no locus PDR5	Este estudo
RPCaMDR1-F258A	CaMDR1-GFP com a mutação F258A na ORF do CaMDR1 e integrada no locus PDR5	Este estudo
RPCaMDR1-G259A	CaMDR1-GFP com a mutação G259A na ORF do CaMDR1 e integrada no locus PDR5	Este estudo
RPCaMDR1-P260A	CaMDR1-GFP com a mutação P260A na ORF do CaMDR1 e integrada no locus PDR5	Este estudo
RPCaMDR1-F261A	CaMDR1-GFP com a mutação F261A na ORF do CaMDR1 e integrada no locus PDR5	Este estudo
RPCaMDR1-F262A	CaMDR1-GFP com a mutação F262A na ORF do CaMDR1 e integrada no locus PDR5	Este estudo
RPCaMDR1-G263A	CaMDR1-GFP com a mutação G263A na ORF do CaMDR1 e integrada no locus PDR5	Este estudo
RPCaMDR1-G244L	CaMDR1-GFP com a mutação G244L na ORF do CaMDR1 e integrada no locus PDR5	Este estudo
RPCaMDR1-G251L	CaMDR1-GFP com a mutação G251L na ORF do CaMDR1 e integrada no locus PDR5	Este estudo
RPCaMDR1-G255L	CaMDR1-GFP com a mutação G255L na ORF do CaMDR1 e integrada no locus PDR5	Este estudo
RPCaMDR1-G259L	CaMDR1-GFP com a mutação G259L na ORF do CaMDR1 e integrada no locus PDR5	Este estudo
RPCaMDR1-G263L	CaMDR1-GFP com a mutação G263L na ORF do CaMDR1 e integrada no locus PDR5	Este estudo
YGL012W *Aerg4*	BY4742 exceto *Aerg4*:: *KanMX4*	Biossistemas abertos

YDR072C *Aiptl*	BY4742 exceto *Aiptl*:: *KanMX4*	Biossistemas abertos
YML008C *Aerg6*	BY4742 exceto Aerg6:: *KanMX4*	Biossistemas abertos
YNL280C Aerg24	BY4742 exceto Aerg24:: *KanMX4*	Biossistemas abertos
YCR034W *Afen* 1	BY4742 exceto *Afen* 1::K *anMX4*	Biossistemas abertos
YLR372W Asur4	BY4742 exceto Asur4:: *KanMX4*	Biossistemas abertos
A sur4/CDR1-GFP	*Uma* estirpe *sur4* que exprime a ORF CDR1-GFP no locus PDR5	Este estudo
Afen 1/CDR1-GFP	Estirpe *Afen* 1 que exprime a ORF CDR1-GFP no locus PDR5	Este estudo
A erg6/CDR1-GFP	Estirpe *Aerg6* que exprime a ORF CDR1-GFP no locus PDR5	Este estudo
A *erg2* 4/CDR1-GFP	Uma estirpe *erg24* que exprime o ORF CDR1-GFP no locus PDR5	Este estudo
A *ipt* 1/CDR1-GFP	Estirpe *Afen* 1 que exprime a ORF CDR1-GFP no locus PDR5	Este estudo
A erg4/CDR1-GFP	Estirpe Ae *rg4* que exprime a ORF CDR1-GFP no locus PDR5	Este estudo
A sur4/CaMDR1-GFP	Uma estirpe *sur4* que exprime a ORF CaMDRl-GFP no locus PDR5	Este estudo
Afen 1/CaMDR1-GFP	Estirpe *Afen* 1 que exprime a ORF CaMDRl-GFP no locus PDR5	Este estudo
A erg6/CaMDR1-GFP	Estirpe *Aerg6* que exprime a ORF CaMDRl-GFP no locus PDR5	Este estudo
A *erg24/CaMDR1*- GFP	Uma estirpe *erg24* que exprime a ORF CaMDRl-GFP no locus PDR5	Este estudo

A *ipt* 1/CaMDR1-GFP	Uma estirpe *ipt* 1 que exprime o ORF CaMDRl-GFP no locus PDR5	Este estudo
A erg4/CaMDR1-GFP	Uma estirpe *erg4* que exprime a ORF CaMDRl-GFP no locus PDR5	Este estudo

Os plasmídeos (enumerados no quadro 9) foram mantidos em *Escherichia coli* DH5a. *A E. coli* foi cultivada em meio Luria Bertani (Difco, BD Biosciences, NJ, EUA) ao qual foi adicionada ampicilina (100 pg/ml).

As estirpes *de C. albicans* e *S. cerevisiae* e os mutantes foram cultivados em caldo Yeast Extract Peptone Dextrose (YEPD) (Bio101, Vista, CA) ou em meio SD ura$^-$ drop-out (0,67% YNB, 0,2% de mistura drop-out e 2% de glucose, Difco). Para as placas de ágar, foi adicionado ao meio 2,5% (p/v) de bacto-ágar (Difco, BD Biosciences, NJ). Para reprimir o promotor *MET3*, os mutantes *ERG1* condicionais foram cultivados em meio SD suplementado com 0,5 mM de metionina e cisteína (M/C). Para as placas de ágar, foi adicionado ao meio 2% (p/v) de bacto-ágar (Difco, BD Biosciences, NJ, EUA).

Tabela 9. Lista de plasmídeos utilizados neste estudo

Nome	**Descrição**	**Fonte/ Referência**
pSKM3	690 pb das sequências 5' que flanqueiam o início da *CaERG1* ORF sub clonada em pUCl8	Este estudo
pSKM6	76l bp das sequências 3' não traduzidas do subtipo *CaERG1* clonado em pUCl8	Este estudo
pSKM53	O pSKM3 foi digerido por *BamHI* e clonado no sítio *BgHI* do pUCl8. O fragmento *PstI* do pSKM6 foi inserido no sítio *PstI* do plasmídeo resultante pSKM53	Este estudo
PSKM54	Plasmídeo com a cassete de disrupção *ERG1* no sítio *SacI -Sph*	Este estudo
pSKM12	Plasmídeo com 543 pb correspondentes à extremidade 5'da ORF *de ERG1* clonada em pUCl8	Este estudo
pCaDis	Plasmídeo com o promotor MET3 clonado	Dr. P.E. Sudbery
pSKM14	Plasmídeo com a extremidade 5'da ORF *ERG1* em *BamH* I de pSKM12 e inserido no sítio *BamHI* único de pCaDis, a jusante do promotor *MET3*.	Este estudo
pMB7	Contendo o gene *URA3 de C. albicans* flanqueado por repetições diretas de 1,1 kb do ADN *hisG de Salmonella typhimurium*	Dr. M. Y Irwin, Estados Unidos
pCPG2	Vetor Bluescript II KS+ que contém um fragmento de 3,5 kb, *GFP* fundido com *o CDR1* C-terminal por mutação do códão de paragem em *BamH* I, juntamente com o gene marcador *CaSAT1*	Dr. Joachim Morschhause r, Alemanha

pADH1G3	Plasmídeo com GFP clonado juntamente com a sequência de terminação ACT1 e o gene marcador de seleção dominante *SAT1*	Dr. Joachim Morschhause r, Alemanha
pSK-PDR5PPUS	Plasmídeo com sítio de clonagem múltipla e região de homologia para ser integrado no locus PDR5 em *S. cerevisiae*	Prof. R. D. Cannon, Nova Zelândia
pRPCaMDRl- GFP	pSK-PDR5PPUS transportando CaMDRl-GFP ORF, clonado no sítio *SpeI*	Este estudo
pSKPPUS-PSCDR1GFP	pSK-PDR5PPUS com o ORF CDR1-GFP, clonado no sítio *SpeI*	Este estudo
pRP-V243A-GFP	pRPCaMDRl-GFP com a mutação V243A na ORF do CaMDRl	Este estudo
pRP-G244A-GFP	pRPCaMDRl-GFP com a mutação G244A na ORF do CaMDRl	Este estudo
pRP-L245A-GFP	pRPCaMDRl-GFP com a mutação L245A na ORF do CaMDRl	Este estudo
pRP-A246G-GFP	pRPCaMDRl-GFP transportando A246Gmutação no CaMDRl ORF	Este estudo
pRP-A247G-GFP	pRPCaMDRl-GFP com a mutação A247G na ORF do CaMDRl	Este estudo
pRP-W248A-GFP	pRPCaMDRl-GFP com a mutação W248A na ORF do CaMDRl	Este estudo
pRP-S249A-GFP	pRPCaMDRl-GFP com a mutação S249A na ORF do CaMDRl	Este estudo
pRP-L250A-GFP	pRPCaMDRl-GFP com a mutação L250A na ORF do CaMDRl	Este estudo
pRP-G251A-GFP	pRPCaMDRl-GFP com a mutação G25lA na ORF do CaMDRl	Este estudo
pRP-A252G-GFP	pRPCaMDRl-GFP com a mutação A252G na ORF do CaMDRl	Este estudo

pRP-V253A-GFP	pRPCaMDRl-GFP com a mutação V253A na ORF do CaMDRl	Este estudo
pRP-C254A-GFP	pRPCaMDRl-GFP com a mutação C254A na ORF do CaMDRl	Este estudo
pRP-G255A-GFP	pRPCaMDRl-GFP com a mutação G255A na ORF do CaMDRl	Este estudo
pRP-P256A-GFP	pRPCaMDRl-GFP com P256A mutação na ORF do CaMDR1	Este estudo
pRP-S257A-GFP	pRPCaMDR1-GFP com a mutação S257A na ORF do CaMDR1	Este estudo
pRP-F258A-GFP	pRPCaMDR1-GFP com a mutação F258A na ORF do CaMDR1	Este estudo
pRP-G259A-GFP	pRPCaMDR1-GFP com a mutação G259A na ORF do CaMDR1	Este estudo
pRP-P260A-GFP	pRPCaMDR1-GFP com a mutação P260A na ORF do CaMDR1	Este estudo
pRP-F261A-GFP	pRPCaMDR1-GFP com a mutação F261A na ORF do CaMDR1	Este estudo
pRP-F262A-GFP	pRPCaMDR1-GFP com a mutação F262A na ORF do CaMDR1	Este estudo
pRP-G263A-GFP	pRPCaMDR1-GFP com a mutação G263A na ORF do CaMDR1	Este estudo
pRP-G244L-GFP	pRPCaMDR1-GFP com a mutação G244A na ORF do CaMDR1	Este estudo
pRP-G251L-GFP	pRPCaMDR1-GFP com a mutação G251A na ORF do CaMDR1	Este estudo
pRP-G255L-GFP	pRPCaMDR1-GFP com a mutação G255A na ORF do CaMDR1	Este estudo

pRP-G259L-GFP	pRPCaMDR1-GFP com a mutação G259A na ORF do CaMDR1	Este estudo
pRP-G263L-GFP	pRPCaMDR1-GFP com a mutação G263A na ORF do CaMDR1	Este estudo

2.3 Oligonucleótidos utilizados nas reacções de PCR

Os oligonucleótidos utilizados neste estudo foram sintetizados à medida a partir de Sigma Aldrich, EUA, e estão listados na tabela 10.

Tabela 10. Lista de primers utilizados neste estudo

Cartilha	Sequência	Objetivo
ERG1disA	5'CTAGAGCTCGGATCCGTGTTTACT CATATG-3'	Primário direto para amplificar a região de flanqueamento no início da *CaERGl* ORF
ERG1disB	5'TAGAGCTCGGATCCGGACTGGCA CTATTCTC-3'	Primário inverso para amplificar a região de flanqueamento no início da *CaERGl* ORF
ERG1disC	5'CTAGAGCTCTGCAGATTGTAAGAT AGAGAG-3'	Primário direto para amplificar a região 3 ' não traduzida de *ERG1*
ERG1disD	5'CTAGAGCTCTGCAGGTTCTTTCGT CCC-3'	Primer inverso para amplificar a região 3 ' não traduzida de *ERG1*
ErgN-term	5'-GCACACCAATAACTGTG-3'	Primário direto para amplificar a extremidade 5'- da *ERG1* ORF a ser colocada sob o promotor *MET3*
ErgStp	5'CTTAAGCTTAGATCTAGTCTCTCT ATCTTAC-3'	Primário inverso para amplificar a extremidade 5'- da *ERG1* ORF a ser colocada sob o promotor *MET3*
CDR29F	5'TTTGGTACCATACATTAAATTTGCT GGTGGG-3'	O iniciador direto para amplificar 250 pb do terminal C *da CDR1* ORF foi utilizado para marcação com GFP
CDR30R	5'GTTTGGATCCTTCTTATTTTTTTTT CTCTCTGTTACCC -3'	O iniciador direto para amplificar 250 pb do terminal C *da CDR1* ORF foi utilizado para marcação com GFP
CaMdr (Spe)-F	5'ACGCGTCGACGGACTAGTTAGAA CTTCACAATGCATTACAG 3'	Primário direto para amplificação na *CaMDRl* ORF

GFP-R	5'ACGCGTCGACGGACTAGTTTATTT GTATAGTTCATCCA 3'	Primário inverso para amplificação na *G* ORF
V243A-F	5'GTTAAATTTTGGAATTTACCAGCT GGGTTAGCCGCTTG-3'	Primário direto para a mutação de V para A na posição de aminoácido 243
V243A-R	5'AAGCGGCTAACCCAGCTGGTAAA TTCCAAAA TTTAAC-3'	Primário inverso para a mutação de V para A na posição de aminoácido 243
G244A-F	5'GGAATTTACCAGTTGCTTTAGCCG CTTGGAG-3'	Primário direto para a mutação de G para A na posição de aminoácido 244
G244A-R	5'CTCCAAGCGGCTAAAGCAACTGG TAAATTCC-3'	Primário inverso para a mutação de G para A na posição de aminoácido 244
G244L-F	5'GGAATTTACCAGTTTTGTTAGCCG CTTGGAG-3'	Primário direto para a mutação de G para L na posição de aminoácido 244
G244L-R	5'CTCCAAGCGGCTAACAAAACTGG TAAATTCC-3'	Primário inverso para a mutação de G para L na posição de aminoácido 244
L245A-F	5'GAATTTACCAGTTGGGGCTGCCG CTTGGAGTTTAGGTG-3'	Primário direto para a mutação de L para A na posição de aminoácido 245
L245A-R	5'CACCTAAACTCCAAGCGGCAGCC CCAACTGG TAAATTCC-3'	Primário inverso para a mutação de L para A na posição de aminoácido 245
A246G-F	5'CAGTTGGGTTAGGTGCTTGGAGT TTAGGTGC-3'	Primário direto para a mutação de A para G na posição de aminoácido 246
A246G-R	5'CACCTAAACTCCAAGCACCTAACC CAACTGG -3'	Primário inverso para a mutação de A para G na posição de aminoácido 246
A247G-F	5'AGTTGGGTTAGCCGGTTGGAGTT TAGGTGC-3'	Primário direto para a mutação de A para G na posição de aminoácido 247
A247G-R	5GCACCTAAACTCCAACCGGCTAAC CCAACTG-3'	Primário inverso para a mutação de A para G na posição de aminoácido 247
W248A-F	5'GTTGGGTTAGCCGCTGCTAGTTTA GGTGCTG-3'	Primário direto para a mutação de W para A na posição de aminoácido 248

W248A-R	5'CAGCACCTAAACTAGCAGCGGCT AACCCAAC -3'	Primário inverso para a mutação de W para A na posição de aminoácido 248
S249A-F	5'GGTTAGCCGCTTGGGCTTTAGGT GCTGTTTG-3'	Primário direto para a mutação de S para A na posição de aminoácido 249
S249A-R	5'AAACAGCACCTAAAGCCCAAGCG GCTAACCC-3'	Primário inverso para a mutação de S para A na posição de aminoácido 249
L250A-F	5'GCCGCTTGGAGTGCTGGTGCTGCTGT TTGTGGTCC-3'	Primário direto para a mutação de L para A na posição de aminoácido 250
L250A-R	5'GACCACAAACAGCACCAGCACTC CAAGCGGC-3'	Primário inverso para a mutação de L para A na posição de aminoácido 250
G251A-F	5'CCGCTTGGAGTTTAGCTGCTGTTT GTGGTCC-3'	Primário direto para a mutação de G para A na posição de aminoácido 251
G251A-R	5'GACCACAAACAGCAGCTAAACTC CAAGCGGC-3'	Primário inverso para a mutação de G para A na posição de aminoácido 251
G251L-F	5'CCGCTTGGAGTTTATTGGCTGTTT GTGGTCC-3'	Primário direto para a mutação de G para L na posição de aminoácido 251
G251L-R	5'CCACAAACAGCAAGTAAACTCCAA GCGGC -3'	Primário inverso para a mutação de G para L na posição de aminoácido 251
A252G-F	5'CCGCTTGGAGTTTAGGTGGTGTTT GTGGTCC-3'	Primário direto para a mutação de A para G na posição de aminoácido 252
A252G-R	5'GACCACAAACACCACCTAAACTCC AAGCGG-3'	Primário inverso para a mutação de A para G na posição de aminoácido 252
V253A-F	5'GGAGTTTAGGTGCTGCTTGTGGT CCTAG-3'	Primário direto para a mutação de V para A na posição de aminoácido 253
V253A-R	5'CTAGGACCACAAGCAGCACCTAA ACTCC-3'	Primário inverso para a mutação de V para A na posição de aminoácido 253
C254A-F	5'GTTTAGGTGCTGTTGCTGGTCCTA GTTTTGG-3'	Primário direto para a mutação de C para A na posição de aminoácido 254

C254A-R	5'CCAAAACTAGGACCAGCAACAGC ACCTAAAC-3'	Primário inverso para a mutação de C para A na posição de aminoácido 254
G255A-F	5'GGTGCTGTTTGTGCTCCTAGTTTT GGTCC-3'	Primário direto para a mutação de G para A na posição de aminoácido 255
G255A-R	5'GGACCAAAACTAGGAGCACAAAC AGCACC -3'	Primário inverso para a mutação de G para A na posição de aminoácido 255
G255L-F	5'GGTGCTGTTTGTTTGCCTAGTTTT GGTCC-3'	Primário direto para a mutação de G para L na posição de aminoácido 255
G255L-R	5'GGACCAAAACTAGGAAGACAAAC AGCACC -3'	Primário inverso para a mutação de G para L na posição de aminoácido 255
P256A-F	5'GGTGCTGTTTGTGGTGCTAGTTTT GGTCCATTC-3'	Primário direto para a mutação de P para A na posição de aminoácido 256
P256A-R	5'GAATGGACCAAAACTAGCACCAC AAACAGCACC-3'	Primário inverso para a mutação de P para A na posição de aminoácido 256
S257A-F	5'GCTGTTTGTGGTCCTGCTTTTGGT CCATTC-3'	Primário direto para a mutação de S para A na posição de aminoácido 257
S257A-R	5'GAATGGACCAAAAGCAGGACCAC AAACAGA -3'	Primário inverso para a mutação de S para A na posição de aminoácido 257
F258A-F	5'GTTTGTGGTCCTAGTGCTGGTCC ATTCTTTGG-3'	Primário direto para a mutação de F para A na posição de aminoácido 258
F258A-R	5'CCAAAGAATGGACCAGCACTAGG ACCACAAAC-3'	Primário inverso para a mutação de F para A na posição de aminoácido 258
G259A-F	5'GGTCCTAGTTTTGCTCCATTCTTT GGTCC-3'	Primário direto para a mutação de G para A na posição de aminoácido 259
G259A-R	5'GGACCAAAGAATGGAGCAAAACT GGAACC -3'	Primário inverso para a mutação de G para A na posição de aminoácido 259
G259L-F	5'GGTCCTAGTTTTTTGCCATTCTTT GGTCC-3'	Primário direto para a mutação de G para L na posição de aminoácido 259

G259L-R	5'GGACCAAAGAATGGAGCAAAACT GGAACC -3'	Primário inverso para a mutação de G para L na posição de aminoácido 259
P260A-F	5'GTGGTCCTAGTTTTGGTGCTTTCT TTGGTTC-3'	Primário direto para a mutação de P para A na posição de aminoácido 260
P260A-R	5'GAACCAAAGAAAGCACCAAAACT AGGACCAC-3'	Primário inverso para a mutação de P para A na posição de aminoácido 260
F261A-F	5'GGTCCTAGTTTTGGTCCAGCTTTT GGTTCAATTTTAAC-3'	Primário direto para a mutação de F para A na posição de aminoácido 261
F261A-R	5'-GT TAA AAT TGA ACC AAA AGC TGG ACC AAA ACT AGG ACC -3'	Primário inverso para a mutação de F para A na posição de aminoácido 261
F262A-F	5'CCTAGTTTTGGTCCATTCGCTGGT TCAATTTTAAC-3'	Primário direto para a mutação de F para A na posição de aminoácido 262
F262A-R	5'GTTAAAATTGAACCAGCGAATGGA GGAAAACTAGG-3'	Primário inverso para a mutação de F para A na posição de aminoácido 262
G263A-F	5'GGTCCATTCTTTGCTTCAATTTTAA CTGTC-3'	Primário direto para a mutação de G para A na posição de aminoácido 263
G263A-R	5'GACAGTTAAAATTGAAGCAAAGAA TGG ACC -3'	Primário inverso para a mutação de G para A na posição de aminoácido 263
G263L-F	5'GGTCCATTCTTTTTGTCAATTTTAA CTGTC-3'	Primário direto para a mutação de G para L na posição de aminoácido 263
G263L-R	5'GACAGTTAAAATTGAAAGAAAGAA TGGACC -3'	Primário inverso para a mutação de G para L na posição de aminoácido 263
F1AMP	5'- TGGTCCTGCTATCATGCTATTG - 3'	Primário direto para amplificar a cassete de disrupção *ERG* 4 com marcador KanR
R1 AMP	5'- AATGGCTAACCTTTCCCAAATC - 3'	Primário inverso para amplificar a cassete de disrupção *ERG* 4 com marcador KanR
F11AMP	5'- CCTCTGATTGTGCTGATTGATTC -3'	Primário direto para amplificar a cassete de rutura *IPT* 1 com marcador KanR

R11AMP	5'- TCTGAAGCTCTTTCGTTTGGTG - 3'	Primário inverso para amplificar a cassete de rutura *IPT* 1 com marcador KanR
ERG6-F	5'- CCGATAACTTCTTCATTGCTT-3'	Primário direto para amplificar a cassete de disrupção *ERG* 6 com marcador KanR
ERG6-R	5'- CTGATAGAAAATACTGGTCGT - 3'	Primário inverso para amplificar a cassete de disrupção *ERG* 6 com marcador KanR
ERG24-F	5'- CATTGTGTGAAGGTTGTGCAT - 3'	Primário direto para amplificar a cassete de disrupção *ERG* 24 com marcador KanR
ERG24-R	5'- AGCGTTGCATAGATAGACCAC-3'	Primário inverso para amplificar a cassete de disrupção *ERG* 24 com marcador KanR
FEN1-F	5'- GAAAATCGCAAAACCCACAG -3'	Primário direto para amplificar a cassete de rutura *FEN* 1 com marcador KanR
FEN1-R	5'- CTAAAATAACGCCAGAAATG-3'	Primário inverso para amplificar a cassete de interrupção *FEN* 1 com marcador KanR
SUR4-F	5'- TGGAGTCTTCTGTTTGTTGTT-3'	Primário direto para amplificar a cassete de rutura *SUR* 4 com marcador KanR
SUR4-R	5'- GGACACTTTACAAACTGCAAG-3'	Primário inverso para amplificar a cassete de disrupção *SUR* 4 com marcador KanR
Kan B	5'- CTGCAGCGAGGAGCCGTAAT -3 '	Primer para confirmação da integração da cassete de disrupção no locus correto.
Kan C	5'- TGATTTTGATGACGAGCGTAA - 3'	Primer para confirmação da integração da cassete de disrupção no locus correto.
Kan B1	5'- TGTACGGGCGACAGTCACAT -3'	Primer para confirmação da integração da cassete de disrupção no locus correto.
Kan C1	5'- CCTCGACATCATCTGCCCAGAT -3'	Primer para confirmação da integração da cassete de disrupção no locus correto.

2.4 Morfogénese das hifas.

As estirpes *de Candida* foram cultivadas durante 3-4 dias a 37^{0}C no meio de Lee (Krishnamurthy *et al*., 2004) Spider (1 % caldo nutriente, 1 % manitol, 0,2 % K2HPO4, 2 % Bacto agar) (Biswas *et al*., 2003) ou em 5 % de soro de cavalo solidificado com 2 % de ágar para induzir hifas e para indução em meios líquidos, com 20 % de soro de vitelo bovino em YEPD líquido, 2,5 mM de N-acetil D-glucosamina (GlcNAc) em meios líquidos de base salina (contendo 0,45 % de NaCl e 0,335

% de base de azoto de levedura sem aminoácidos). A seguir incubação, as colónias foram verificadas quanto à formação de hifas num microscópio Zeiss Axioscope.

2.5 Medição da taxa de crescimento das estirpes.

As estirpes foram cultivadas nos respectivos meios durante 24 h e foram inoculadas $5x10^6$ células (densidade ótica A600= 0,1) nos meios frescos. O crescimento foi seguido durante mais 20 h e medido turbidometricamente utilizando o espetrofotómetro Shimadzu UV 1201 a 600 nm.

As estirpes *de C. albicans* com o promotor *MET3* foram cultivadas durante 20 horas em meio SD com 0,5 mM de metionina e 0,5 mM de cisteína e o seu crescimento foi monitorizado a 600 nm após intervalos de tempo regulares. Verificou-se que o crescimento das estirpes condicionais foi suprimido ao máximo 14 horas após a adição de M/C, e as células neste ponto temporal foram recolhidas e utilizadas para análise posterior.

O tempo de geração foi calculado da seguinte forma:

$$\text{Tempo de geração (g)} = \frac{0.301\,(t_2-t_1)}{\log_{10}B_t-\log_{10}B_0}$$

Onde,
g= tempo de geração
Bt= densidade ótica no tempo t2
Bo= densidade ótica no momento t1
t1=tempo inicial
t2=tempo final e, Taxa de crescimento específico $= \frac{\ln 2}{d.t.}$

2.6 . PROTOCOLOS DE BIOLOGIA MOLECULAR

2.6.1 Construção de plasmídeos e estirpes

2.6.1.1 Deleção de *ERG1* e integração cromossómica de *MET3p- ERG1.*

O ERG1 do CAI4 de *C. albicans* foi interrompido através do método URA-Blaster. (Fonzi e Irwin, 1993). A cassete para a disrupção de *ERG1* foi construída em várias etapas. Em primeiro lugar, foram amplificados 690 pb das sequências 5' que flanqueiam o início da ORF *de CaERG1*, utilizando os iniciadores ERG1disA e ERG1disB. Do mesmo modo, foram amplificados 761 pb das sequências 3' não traduzidas, utilizando os iniciadores ERG1disC e ERG1disD. Os fragmentos de PCR foram subclonados em pUC18, o que resultou nos plasmídeos pSKM3 e pSKM6, respetivamente. pSKM3 foi digerido por *BamHI* e clonado no sítio *BglII* de pUC18. O fragmento *PstI* de pSKM6 foi inserido no sítio *PstI* do plasmídeo resultante pSKM53. Obteve-se um plasmídeo com sequências de flanqueamento de *ERG1*, na orientação correta (pSKM54). O seu fragmento *SacI-SphI* contendo a cassete de disrupção *ERG1* foi utilizado para obter a estirpe heterozigótica AE4 (*ERG1/Aerg1::hisG-URA3-hisG*) por transformação. *O URA3* foi retirado da AE4 utilizando ácido 5-fluorótico (1 Mg/Ml) e 25 Mg/ml de uridina para obter a AE4.2 (*ERG1/Aerg1::hisG*).

Para colocar *ERG1* sob controlo do promotor *MET3*, seguimos uma estratégia previamente descrita (Care *et al.*, 1999). Primeiro, um fragmento de 543 pb correspondente à extremidade 5'da ORF *de ERG1* foi amplificado por PCR usando os primers ErgN-term e *A ErgStpBglII-HindIII*, clonado em pUC18, resultando no plasmídeo pSKM12. O fragmento *BamHI* do pSKM12 foi inserido no sítio *BamHI* único do pCaDis, a jusante do promotor *MET3* (Krishnamurthy *et al.*, 2004). O plasmídeo pSKM14 resultante foi linearizado por *NcoI* (que corta dentro do fragmento *ERG1*) e foi utilizado para transformar a estirpe heterozigótica AE4.2 (*ERG1/Aerg1::hisG*) para obter o mutante condicional AE4.2.7 (*MET3p-ERG1/A erg1:: hisG*). A integração das estirpes heterozigóticas e condicionais foi verificada por Southern blots.

2.6.1.2 Marcação de Cdr1p com GFP. Para marcar *a CDR1-ORF* com GFP, o seu códão de paragem foi transformado num sítio *BamHI.* Para tal, 250 pb da ORF *CDR1* C-terminal foram amplificados por PCR utilizando os primers CDR29F e CDR30R. O amplicon da PCR foi digerido com *KpnI-BamHI* (sítios introduzidos nos primers forward e reverse durante a síntese). O GFP, juntamente com a sequência de terminação ACT1 e o gene marcador de seleção dominante SAT1, foi retirado através da digestão do vetor pADH1G3 com *BamHI-PstI* (Reuss *et al.*, 2004). O vetor KpnI-
A espinha dorsal do vetor pCPL51 (2,9 kb) digerida *por PstI* foi ligada ao *CDR1* C-terminal digerido por KpnI-BamHI juntamente com o fragmento GFP -SAT1 digerido por *BamHI-PstI* para gerar o plasmídeo final pCPG2. O seu fragmento de 3,5 kb *KpnI-SacII* com (CT-CDR1-GFP-SAT1-3'UTR] foi utilizado para integrar CAF2-1 e AE4.2.7 no locus CDR1. Os transformantes foram selecionados em placas YEPD contendo 200 ^g/ml de nourseothricin (Reuss *et al.*, 2004).
Os transformantes foram designados como CAF2-1 CDR1GFP e AE4.2.7-CDR1GFP para estudos posteriores.

2.6.1.3 Perturbação dos genes de biossíntese do ergosterol e dos esfingolípidos.

Para a disrupção dos genes da biossíntese de ergosterol, incluindo *ERG24* (YNL280C), *ERG6* (YML008C) e *ERG4* (YGL012W) e dos genes da biossíntese de esfingolípidos, incluindo *SUR4* (YLR372W), *FEN1* (YCR034W) e *IPT1* (YDR072C), as cassetes de disrupção correspondentes (Agene:*KanMX4*) foram amplificadas por PCR a partir da biblioteca de knockout de levedura (Open biosystems). Os oligonucleotídeos utilizados para a amplificação estão listados na Tabela 10. Os fragmentos de PCR purificados foram transformados em PSCDR1-GFP e RPCaMDR1-GFP através do protocolo de transformação em acetato de lítio e selecionados em placas contendo geneticina (250pg/ml), para obter as estirpes mencionadas no quadro 8. A integração correta da cassete de disrupção no gene alvo foi confirmada por PCR.

2.6.2 Isolamento de ADN de minipreparação bacteriana.

Foram colocados 1,5 ml de cultura (de 3 ml de cultura) em tubos eppendorf de 1,5 ml e centrifugados durante 5 minutos a 10 000 rpm. O ADN plasmídico foi isolado utilizando o método de lise alcalina (0,2 N NaOH e 1 % SDS). As proteínas contaminadas e o ADN *de E. coli* foram removidos por extração com fenol: clorofórmio: álcool isoamílico (25:24:1) duas vezes. O ADN foi precipitado com 2,5 volumes de etanol absoluto refrigerado. O sedimento de ADN precipitado foi submetido a uma lavagem com etanol a 70 %, sendo depois seco sob vácuo e ressuspendido em 50 ^l de tampão TE [10 mM Tris.HCl (pH 8,0); 1 mM EDTA].

2.6.3. Isolamento do ADN genómico.

As células de *C. albicans* e *S. cerevisiae* foram cultivadas em 15 ml de meio YEPD durante uma noite. As células foram então colhidas a 3000 rpm durante 5 min, lavadas uma vez com 1 ml de sorbitol/EDTA e ressuspendidas num volume final de 0,5 ml com sorbitol/EDTA após transferência para tubos eppendorf de 1,5 ml. Esta suspensão de células foi incubada a 37° C durante uma hora após a adição de 20 pl de solução de 10pg/pl de zimolisase. Os tubos foram virados de cabeça para baixo suavemente de 15 em 15 minutos. O conteúdo do tubo foi então centrifugado a 2000 rpm durante 1 min até as células estarem suficientemente granuladas. O sobrenadante foi eliminado e as células foram ressuspendidas por agitação em vórtice durante 1 min em 500 pl de Tris 50 mM, mistura de EDTA 20 mM. Foram adicionados 50 pl de SDS a 10% à suspensão acima referida e incubados a 65° C durante 30 min. Foram adicionados 200 pl de acetato de potássio 5M frio e os tubos foram arrefecidos em gelo durante 60 min após agitação em vórtex para misturar o conteúdo. Após incubação no gelo, a suspensão celular foi centrifugada durante 5 minutos a 4° C. O sobrenadante foi recuperado em tubos frescos após a centrifugação e foi adicionado 1 volume de isopropanol. Os tubos foram invertidos várias vezes para obter um pellet de ADN. Por fim, o ADN foi sedimentado por centrifugação breve. O pellet foi semi-seco num speed vac e ressuspenso em 150 pl de TE. Os tubos foram mantidos a 65° C até o sedimento de ADN estar completamente ressuspenso. Adicionou-se 1,5 pl de solução de Rnase A (10 mg/ml) e os tubos foram incubados a 37° C durante 30 min. Os tubos foram arrefecidos em gelo e depois centrifugados durante 5 min a 4° C. O sobrenadante foi transferido para tubos novos e o ADN foi precipitado como anteriormente, mas com 2,5 volumes de EtOH e 1/10th volume de acetato de sódio 3M, pH 5,2. O sedimento de ADN foi lavado com EtOH a 70% e seco num aspirador rápido. O sedimento de ADN foi finalmente ressuspenso em 100-200 pl de água.

2.6.4 Análise Southern blot do ADN genómico

1-2 pg de ADN genómico foram digeridos com a enzima adequada (normalmente 10-20U de enzima) e carregados num gel de agarose a 1% (tampão Tris-Acetato-EDTA). Depois de o gel ter percorrido a distância adequada, foi desnaturado numa solução de NaCl 1,5 M, NaOH 0,5 M durante 30 minutos, seguido do seu tratamento na solução de neutralização (NaCl 1,5 M, Tris 0,5 M pH 7,2, EDTA 1 mM) durante 30 minutos. O gel foi então transferido para uma membrana hybond-N com 20X SSC por transferência capilar durante a noite. A membrana foi reticulada com um reticulador UV e, em seguida, colocada para pré-hibridação durante pelo menos 4 horas em solução de pré-hibridação a 65° C (ver apêndice). Para a hibridação, foram adicionados 106 cpm/ml de sonda radiomarcada e a membrana foi deixada na solução de hibridação durante a noite. A membrana foi lavada uma vez em 2X SSC a 65° C, seguida de lavagens em 1X SSC e 0,1 XSSC a 65° C. Finalmente, a membrana foi exposta numa película de raios X com dois ecrãs de intensificação contendo cassetes a -80° C. As sondas utilizadas para os Southern blots foram marcadas com ECL. A marcação foi efectuada com o kit de deteção e marcação por quimioluminescência reforçada (ECL) (Amersham), de acordo com as instruções do fabricante.

2.6.5 Transformação integrativa e episomal do ADN

Método LiAc: As culturas primárias de células de *S. cerevisiae/ C. albicans* foram cultivadas em 10 ml de meio YEPD durante uma noite. A partir da cultura saturada, inoculou-se uma alíquota em 50 ml de meio YEPD para um O.D inicial de 0,4. A cultura foi deixada a crescer até se atingir um O.D de 1,4-1,6. Depois de se atingir o D.O. necessário, as células foram colhidas num tubo de centrifugação estéril de 50 ml a 5000 rpm durante 5 minutos. As células foram ressuspendidas em 25 ml de água esterilizada e centrifugadas novamente.

Depois de descartar o sobrenadante, as células foram ressuspendidas em 1,0 ml de LiAC (acetato de lítio) 100 mM e transferidas para um tubo eppendorf de 1,5 ml. As células foram aglomeradas à velocidade máxima e o LiAc foi removido LiAc com uma micropipeta. Finalmente, as células foram ressuspendidas até um volume final de 500µl em LiAc 100 mM. Esta suspensão de células foi agitada em vórtice e 50 µl amostras foram transferidas para um recipiente marcado com
tubos de microcentrífuga. Após a sedimentação das células e a remoção do LiAc, foram adicionados os componentes da mistura de transformação básica pela ordem indicada abaixo: 240µl PEG (50% p/v) 36µl
1,0 M LiAc 15µl de 10 mg/ml de ADN de esperma de salmão
65µl de ADN (fragmento de ADN linearizado ou ADN plasmídico) + mistura de água
O conteúdo do tubo foi misturado vigorosamente até o pellet de células ter sido completamente misturado (normalmente demorou cerca de 1 min) e foi incubado a 30° C durante 30 min. Foi dado um choque térmico às células a 42° C durante 25 minutos, após o que as células foram centrifugadas a 6000 rpm durante 15 segundos. A mistura de transformação foi removida com a micropipeta e as células foram ressuspendidas em 100 µl de água esterilizada. A mistura foi então colocada em duas placas SD -Ura- e incubada a 30° C durante 2-4 dias.

Para a transformação integrativa em *C. albicans*, foi utilizado 2 µg de um fragmento de ADN linear, enquanto que para as transformações epissómicas foi utilizado 10 µg de ADN plasmídico.

Electroporação: As células foram cultivadas em 10 ml de meio YEPD durante a noite a 30 ^{0}C para a cultura primária. Para a cultura secundária, 1 e 5µl de cultura primária foram inoculados em 50 ml de meio YEPD e deixados crescer durante 14 h (fase de meio-log), sendo depois colhidos a 3000 rpm durante 5 min após verificação da DO (1,6-1,8) das células. O sedimento foi ressuspenso em 8 ml de água MQ estéril gelada, 1 ml de TE (Tris-EDTA) 10X e 1 ml de LiAC 1M. As células foram mantidas a 30 ^{0}C durante 1 h, com agitação, e depois adicionou-se 250µl de DTT 1 M e manteve-se novamente a 30 ^{0}C durante 30 min numa incubadora com agitação. As células foram lavadas com água MQ gelada duas vezes a 3.000 rpm durante 5 min. O pellet foi ressuspenso em 25 ml de sorbitol 1 M e, após centrifugação, o sobrenadante foi eliminado e o pellet foi dissolvido num volume mínimo de sorbitol deixado no tubo. Foram retiradas 40 µl das células para electroporação em cada cuvete e misturadas com o ADN linearizado eluído em gel. As células foram dissolvidas em 1 ml de sorbitol 1 M depois de um impulso elétrico de 1800V. Após centrifugação, as células foram dissolvidas em 1 ml de YEPD e deixadas a crescer a 30 ^{0}C durante 4-5 h. As células foram dissolvidas num volume mínimo de YEPD e colocadas em placas de ágar YEPD contendo 200 µg/ml de nourseothricin para seleção. No dia seguinte as colónias foram semeadas em placas YEPD contendo 100µg/ml de nourseothricin e também inoculadas para isolamento de ADN genómico.

2.6.6 Extração de ARN e análise do Norte

O mRNA total da levedura foi extraído como descrito anteriormente (Krishnamurthy *et al.*, 1998). As células foram colhidas a 2500 rpm durante 10 min a 4° C e
ressuspensos em 1 ml de DEPC MQ H2O gelada e divididos em dois eppendorfs. Foram centrifugados durante 1 minuto a 10 000 rpm e, em seguida, ressuspendidos em 150µl TCES e 150µl fenol:clorofórmio:álcool isoamílico. Adicionaram-se 0,3 ml de esferas de vidro (0,5 mm) à mistura e agitou-se em vórtice durante 23 min. 200 µl TCES e 200µl fenol:clorofórmio:álcool isoamílico foram
adicionado à mistura acima referida e agitado em vórtice durante mais um minuto. A mistura acima foi centrifugada durante 1 minuto. A fase clara superior foi recolhida e precipitada com 2,5 vol. de etanol absoluto durante 1 h a -20 ^{0}C. Centrifugou-se o tubo durante 15 minutos a 4 ^{0}C à velocidade máxima. O sedimento foi ressuspenso em 250µl DEPC MQ H2O e aquecido a 56 ^{0}C para dissolver o material insolúvel, como os hidratos de carbono. A mistura foi centrifugada à velocidade máxima durante 15 minutos para remover os materiais insolúveis. O sobrenadante foi reunido num tubo e precipitado com 1/10th vol de acetato de Na e 2,5 vol de etanol absoluto (frio). O tubo foi então mantido a -20 ^{0}C durante um mínimo de 30 minutos e centrifugado durante 15 minutos a 4 ^{0}C. O sedimento foi lavado com etanol a 70 % e seco em speedvac durante 3 minutos, depois de o álcool ter sido devidamente drenado. Ressuspendeu-se o sedimento em 100µl de formamida a 50 % e armazenou-se a -70 ^{0}C até utilização posterior. O teor de ARN foi medido a A260 (diluir 1000 vezes), [A260 = 40 µg de ARN ml^{-1}].

Para a análise Northern foi utilizado o protocolo padrão (Lehrach *et al.*, 1977; Sambrook *et al.*, 1989). O ARN electroforeseado foi visualizado num transiluminador UV. A transferência para o norte foi efectuada durante a noite, como indicado no protocolo laboratorial normalizado (Sambrook *et al.*, 1989), utilizando a membrana de nylon Hybond™ (Amersham). Resumidamente, o ARN (20 ^g) foi electroforeseado em géis de agarose, colocado sob vácuo numa membrana de nylon Hybond$^+$ (Amersham Pharmacia Biotech New Zealand, Auckland, Nova Zelândia) e fixado por irradiação UV. As membranas foram hibridizadas com sondas específicas de *CaMDRl* marcadas com [a-^{32}P] dATP, utilizando o sistema de marcação de ADN Megaprime (Amersham Pharmacia Biotech) para hibridização Northern blot em condições de elevada rigidez. As intensidades relativas (IR) dos sinais de ARNm nas hibridações Northern foram desenvolvidas através da exposição da membrana hibridizada num FLA5000 Fuji Phosphoimager.

2.6.7 . Mutagénese dirigida ao local e geração de transformantes. A mutagénese dirigida ao local foi realizada utilizando o sistema de mutagénese Quick-Change da Stratagene (La Jolla, CA, EUA). As mutações foram introduzidas no plasmídeo de acordo com as instruções do fabricante. As alterações desejadas na sequência de nucleótidos foram confirmadas pela sequenciação automática da ORF. O plasmídeo mutado, depois de linearizado, foi utilizado para transformar células de levedura, tal como descrito anteriormente. A integração foi confirmada com a análise Southern blot.

2.6.8 Eletroforese em gel de proteínas (SDS-PAGE).

A eletroforese em gel de poliacrilamida SDS foi efectuada conforme descrito por Laemmli (Laemmli, 1970). Foi utilizado um gel de poliacrilamida a 5-12% a 80-120 V durante 2 horas num aparelho Bio-Rad Mini Gel. As amostras foram preparadas de acordo com o método de Holzer e Hammes (Holzer e Hammes, 1989). As alíquotas de proteínas foram misturadas com tampão de carregamento de amostras 5X e incubadas a 90 ^{0}C durante 10 min. Após a eletroforese, o gel foi visualizado por coloração com prata (Blum *et al.*, 1987).

2.6.9 Preparação da membrana plasmática e deteção imunológica.

A membrana bruta (CM) foi preparada a partir de células de *S. cerevisiae* e *Candida* cultivadas em YEPD até à fase exponencial tardia. As células foram quebradas com esferas de vidro, agitando-as no vórtex 4 vezes durante 30 segundos, seguidas de um intervalo de 30 segundos em gelo. O meio de homogeneização continha 50 mM Tris pH 7,5 e 2,5 mm EDTA e o cocktail de inibidores de proteases (1mM PMSF, 1µg/ml leupeptina, pepstatina A e aprotinina). As CM foram recuperadas por centrifugação a 3500 rpm para remover as células intactas e por granulação das CM por ultracentrifugação a 25 000 rpm durante 1 h. As fracções da membrana plasmática (PM) foram obtidas a partir das fracções de CM por centrifugação em gradiente de sacarose, tal como descrito por Monk *et al.* (Monk *et al.*, 1991). As amostras de proteínas (20 p.g) foram separadas em gel SDS- PAGE a 8% e coradas com Coomassie G250 coloidal ou electroblotadas (40V, 1h, 4° C) em membranas de nitrocelulose (Invitrogen Life Technologies, CA, EUA). As membranas foram incubadas com uma diluição de 1:500 do anticorpo policlonal anti-Cdr1p ou com uma diluição de 1:1000 dos anticorpos monoclonais anti-GFP. A imunoreactividade foi detectada com anticorpo anti-coelho de cabra marcado com HRP a 1:20.000 em leite sem gordura a 20% para o anticorpo Cdr1p e anticorpo anti-rato a 1:10.000 em leite sem gordura a 5% para o anticorpo GFP. As proteínas nos immunoblots foram visualizadas utilizando o sistema de ensaio de quimioluminescência melhorada (kit ECL, Amersham Biosciences, Arlington Heights, IL, EUA).

2.6.10 Microscopia confocal.

As células foram cultivadas em meio YEPD até à fase de logaritmo tardio, lavadas e ressuspendidas num volume adequado de HEPES 50 mM pH 7,0. As células foram então visualizadas diretamente com uma objetiva de imersão em óleo de 100X num microscópio confocal Biorad (Radiance 2100, AGR, 3Q/BLD, Biorad, UK).

2.6.11 Citometria de fluxo e análise FACS.

A análise citométrica de fluxo das células que expressam Cdr1p-GFP e CaMdr1-GFP foi efectuada com um citómetro de fluxo FACSort (Becton-Dickinson Immunocytometry Systems, San Jose, Califórnia). As células foram cultivadas até à fase de meio-log, e 10^6 células foram colhidas e lavadas com 50Mm HEPES (pH 7,0). As células foram ressuspendidas em 500 pl de HEPES 50 mM (pH 7,0). Quinze mil células foram analisadas na aquisição. A análise foi efectuada com o software CellQuest (Becton-Dickinson Immunocytomry Systems). A intensidade média de fluorescência foi calculada utilizando o programa histogram stat.

2.6.12 Isolamento de balsas de membrana.

As jangadas lipídicas foram isoladas de acordo com Bagnat *et al.* (Bagnat *et al.*, 2000), com a seguinte modificação: foram utilizadas membranas brutas, em vez de todo o extrato celular, para a análise de extração detergente. Uma quantidade de células equivalente a 100 unidades OD600 de uma cultura nocturna foi quebrada por vórtex com esferas de vidro em tampão TNE (50 mM Tris-HCl, pH 7,4, 150 mM NaCl, 5 mM EDTA) suplementado com leupeptina (4 µM) e pepstatina (2 pM). Após centrifugação a baixa velocidade, as membranas em bruto foram recolhidas por centrifugação (30 min a 25000 rpm, rotor Beckman Ti70.1 a 4°C). As alíquotas de membranas brutas (200 µg de proteína total) foram ressuspendidas em 270 µl de tampão TNE. Foi adicionado Triton X-100 até à concentração final de 1% e a mistura foi incubada durante 30 minutos em gelo. Em seguida, adicionou-se Optiprep (Sigma) a uma concentração final de 40% (wt/vol). As amostras transferidas para tubos de centrifugação foram cobertas com 1,32 ml de Optiprep a 30% em TXNE (TNE mais 0,1% de Triton X-100), seguido de 220 µl de TXNE, e centrifugadas durante 2 h a 55000 rpm, num rotor Beckman TLS55 a 4°C. Foram recolhidas seis fracções iguais do topo de cada gradiente, as proteínas foram precipitadas com ácido tricloroacético (TCA) (concentração final 10%), recolhidas por centrifugação a 4°C. Esta etapa foi necessária para evitar a proteólise por proteases endógenas residuais. Os sedimentos foram neutralizados e dissolvidos em 10 µl de base Tris 1 M e 25µl de tampão de dissociação (0,1 M Tris-HCl, pH 6,8, 4 mM EDTA, 4% SDS, 20% glicerol, 2%2-mercaptoetanol, 0,02% azul de bromofenol). As amostras foram incubadas a 37°C durante 15 min e analisadas por SDS-PAGE e immunoblotting como descrito acima.

2.7 TÉCNICAS BIOQUÍMICAS

2.7.1 . ENSAIOS DE RESISTÊNCIA AOS MEDICAMENTOS

As susceptibilidades das células de levedura a diferentes fármacos foram determinadas por dois métodos diferentes. Foram preparadas as seguintes soluções de reserva: Os fármacos utilizados foram (os solventes utilizados são indicados entre parêntesis): cicloheximida (água); N-óxido de 4-nitrosoquinolina (DMSO); fluconazol (metanol); cetoconazol (metanol); anfotericina B (DMSO); itraconazol (DMSO); miconazol (metanol); cerulenina (DMSO); metotrexato (Tris-HCl). Os solventes utilizados para solubilizar os diferentes fármacos também foram testados e não se registou qualquer inibição do crescimento devido aos solventes utilizados.

(a) Ensaio de microtítulo/microdiluição: A suscetibilidade relativa dos azóis foi essencialmente determinada utilizando o método NCCLS 27A (Espinell-Ingroff *et al*, 1998;
Martins e Rex, 1997; Rex *et al*., 1997), teste de microdiluição modificado (Talibi e Raymond, 1999) em meio YEPD ou *SD-URA* com mistura de gotas SD-Ura. As células foram cultivadas em placas YEPD durante 24 horas a 30° C para obter colónias únicas, que foram ressuspendidas em solução salina para obter um A600 de 0,1. As células foram então diluídas 100 vezes em meio YEPD. As suspensões celulares diluídas foram adicionadas aos poços de placas de microtítulo de 96 poços de fundo redondo (100 ^l/poço) contendo volumes iguais de meio (100 µl /poço) e diferentes concentrações de fármacos (Kohli *et al.,* 2002; Talibi e Raymond, 1999). Foi também incluído um controlo sem fármacos. As placas foram incubadas a 30° C durante 48 h. O ponto final do teste de CIM foi avaliado através da leitura de A600 num leitor de microplacas e é definido como a concentração mais baixa de fármaco que deu >80% de inibição do crescimento em comparação com o crescimento do controlo sem fármaco.

(b) Ensaio de manchas: As células de levedura foram cultivadas durante a noite em placas YEPD. As células foram então ressuspendidas em solução salina normal até um A600 de 0,1. Cinco microlitros de diluições seriadas quíntuplas de cada estirpe foram colocados em placas YEPD na ausência (controlo) e na presença dos seguintes medicamentos: fluconazol, ciclohexímida, miconazol, anisomicina, cetoconazol e itraconazol. As diferenças de crescimento foram registadas após incubação das placas durante 48 h a 30° C. O crescimento não foi afetado pela presença dos solventes utilizados para os medicamentos.

Estes ensaios com cada fármaco foram repetidos pelo menos 4-5 vezes.

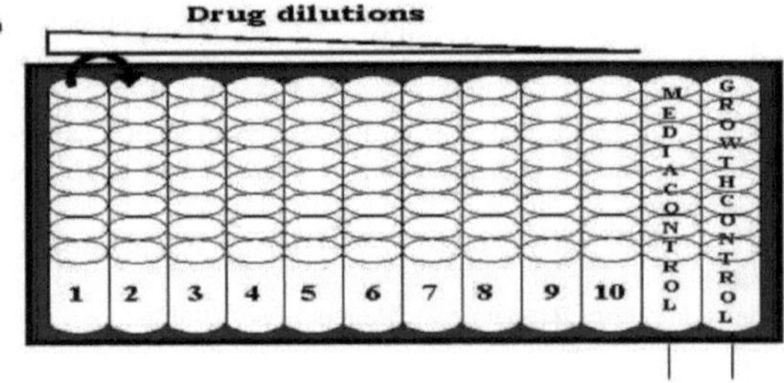

b) Pontuação visual do crescimento

o	**Opticamente claro (sem turbidez)**
1	**Ligeiramente turvo (alguma turbidez)**
2	**diminuição acentuada da turvação**
3	**ligeira redução da turvação**
4	**sem redução da turvação**

Figura 8. Teste de suscetibilidade antifúngica de leveduras. (a) Esquema: A partir de uma solução-mãe de fármaco, preparam-se diluições duplas de fármaco em meio RPMI ou YEPD [ver "Métodos"], às quais se adicionam 0,1 ml de inóculo a uma concentração final de 2 x103 células ml^{-1}. O poço 12 de cada linha é o **controlo do crescimento** e contém inóculo sem fármaco. A coluna 11 não contém fármaco nem inóculo e representa o **controlo do meio**. (b) A CIM pode ser determinada a olho nu através da turbidez ou pode ser verificada espectrofotometricamente a A619 utilizando um scanner de placas de microtítulo.

2.7.2 Método de quantificação de esteróis

Os esteróis foram extraídos e quantificados pelo método de KOH alcoólico, tal como descrito anteriormente (Arthington-Skaggs *et al.,* 1999; Ansari *et al.,* 1993). De uma placa YEPD de *C. albicans* cultivada durante a noite, foi colhida uma única colónia e utilizada para inocular 50 ml de meio YEPD fresco. As culturas foram incubadas a 30° C durante 16 h. As células em fase estacionária foram colhidas (2700 rpm, 5 min) e lavadas com água destilada estéril. O peso líquido do pellet de células foi determinado. Foram então adicionados três mililitros de KOH a 25 % alc para cada sedimento e as amostras foram cuidadosamente agitadas em vórtex durante 1 minuto. As suspensões celulares foram então transferidas para tubos de vidro estéreis de 16 por 100 mm com tampa de rosca e incubadas num banho de água a 85° C durante 1 h. Após a incubação, os tubos foram deixados arrefecer à temperatura ambiente. Os esteróis foram então extraídos por adição de 4 ml de éter de petróleo seguido de uma vigorosa agitação em vórtex durante 3 minutos. A camada de éter de petróleo foi então cuidadosamente transferida para tubos de vidro limpos e armazenada a -20° C durante 24 h. Para a análise de esteróis, as amostras foram diluídas 5 vezes em éter de petróleo e os espectros foram registados entre A200 e A320 com um espetrofotómetro Shimadzu UV1201. A percentagem de ergosterol e do intermediário de esterol tardio 24(28) DHE na amostra extraída resultou numa curva caraterística de quatro picos. Uma linha plana indica a ausência de ergosterol nos extractos. O teor de ergosterol foi calculado de acordo com a seguinte fórmula:

% Ergosterol + % 24(28) DHE = [(A281,5/290) x F] / peso do grânulo, % 24(28) DHE = [(A230/518) x F] / massa das pastilhas e % Ergosterol = [% ergosterol +% 24(28) DHE], Onde F é o fator de diluição em éter de petróleo e 290 e 518 são os valores E (em percentagens por centímetro) determinados para o ergosterol cristalino e o 24(28) DHE, respetivamente. Os esteróis das células foram extraídos e analisados de forma semelhante, exceto no que diz respeito aos diferentes meios utilizados para o crescimento das células.

2.7.3 Identificação do ergosterol por HPLC

O ergosterol foi determinado por HPLC de fase inversa utilizando um sistema HPLC (Biologic Duo-Flow Core System, BIORAD, Austrália). Os esteróis foram extraídos pelo método KOH alcoólico, conforme descrito anteriormente (Arthington-Skaggs *et al.*, 2002; Arthington-Skaggs *et al.*, 1999; Mukhopadhyay *et al*, 2002).

A cromatografia de fase reversa foi efectuada com uma coluna C18 equipada com uma coluna de proteção C18. A eluição foi efectuada utilizando o seguinte programa de gradiente a um caudal de 1 ml min^{-1} com os solventes A [acetonitrilo:água (95:5, v/v)] e B [isopropanol]. Após manter a fase móvel a 25 % de B durante os primeiros 8 minutos, iniciou-se um gradiente linear de B a 50 % durante um período de 30 minutos. A fase móvel foi então mantida a 50 % de B durante 3 minutos antes de a coluna ser lavada com 80 % de B durante 5 minutos, seguido de 5 % de B durante 5 minutos. As amostras foram injectadas como soluções em etanol a 95 %. A eluição dos compostos foi efectuada automaticamente
monitorizada por absorção a 282, 272, 293 e 264 nm (Bocking *et al.*, 2000).

2.7.4 Efluxo de rodamina 6G (R6G) induzido pela glucose.

O efluxo de R6G foi determinado essencialmente utilizando um protocolo descrito por Maesaki *et al* (Maesaki *et al.*, 1999). Resumidamente, 1 x 10^8 células de levedura de uma cultura de um dia para o outro foram transferidas para 250 ml de meio YEPD e deixadas a crescer durante 6 h. As células foram peladas e lavadas e depois ressuspendidas em tampão PBS (sem glucose) com 5 mM de 2-deoxi-D-glucose e dinitrofenol a uma densidade celular de 1 x 108 células ml^{-1} (~ 2 % cell suspension) e incubadas a 30° C durante 2 h num agitador. Adicionou-se então R6G a uma concentração final de 10 pM e incubou-se durante 40 minutos (até o corante apresentar um nível de acumulação intracelular estável). Foi então adicionado 1 mol de glucose para iniciar o efluxo de R6G. Foram retiradas amostras de 1 ml de volume nos momentos indicados e centrifugadas a 9000 g durante 2 min. O sobrenadante resultante foi recolhido e a absorção foi medida a 527 nm. Foram incluídos controlos sem glucose em todas as experiências.

2.7.5 Acumulação de ^{3}H-fluconazol e ^{3}H-metotrexato.

A acumulação de ^{3}H-fluconazol e ^{3}H-metotrexato foi determinada por modificação do método descrito noutro local (Sanglard *et al.*, 1996a). As células da fase de meia-lua foram centrifugadas a 500-x g durante 3 minutos e ressuspendidas em meio YNB fresco como uma suspensão de células a 5%. Incubou-se 1,5 ml de suspensão celular num banho de água com agitação a 150 rpm a 30°C e adicionou-se ^{3}H-fluconazol e ^{3}H-metotrexato a uma concentração final de 100 nM e 25µM , respetivamente. Uma alíquota de 100 pl de células foi retirada após 45
min, filtrada rapidamente e lavada duas vezes com PBS 10 mM, pH 7,4, num conjunto de filtração em coletor Millipore, utilizando um filtro de nitrato de celulose de 0,45µm (Millipore,
EUA). Os discos de filtro foram secos e colocados num cocktail de cintilação para medição da radioatividade utilizando um contador de cintilação líquida (Packard, EUA). A acumulação de ^{3}H-fluconazol e ^{3}H-metotrexato foi expressa em pmoles/mg de peso seco.

Para medir o efluxo mediado pelo pH, incubou-se uma suspensão de células de levedura a 5% com metotrexato ^{3}H a pH 7,4 durante 30 min. na presença de CCCP (100pM) para permitir a acumulação do fármaco por difusão passiva e, em seguida, as células foram pelletizadas e ressuspendidas em tampão MES (pH 3,5) para iniciar o efluxo. Em seguida, as células foram agitadas em vórtice por breves instantes, tendo sido recolhida uma alíquota de 100 pl a intervalos regulares e filtrada num disco de filtro0.45µm . As células foram lavadas duas vezes com 3
ml de tampão e o disco filtrante foram secos e as contagens foram efectuadas em contadores de cintilação líquida.

Para verificar o efeito dos inibidores na acumulação, foram adicionados diferentes inibidores dez minutos antes do início do transporte. Os diferentes inibidores utilizados incluíram azida de sódio azida de sódio (10 mM), ortovanadato de sódio (1 mM), cianeto de carbonilo m-cloro fenil hidrazona [CCCP] (100µM), arseniato de sódio (1 mM) e N-etilmaleimida [NEM] (1 mM) (Jha *et al.*, 2003). As concentrações de inibidores utilizadas não eram tóxicas para as células e os efeitos observados deveram-se exclusivamente ao seu efeito metabólico. Para a competição, foi utilizado ^{3}H-MTX numa concentração final de25µM e um Foi utilizada uma concentração quintuplicada para cada substrato (125pM) para a concorrência entre o MTX e os vários substratos (Kohli *et al.*, 2001).

Capítulo 3

3.1 *A esqualeno epoxidase codificada por ERG1 afecta a morfogénese e a suscetibilidade a medicamentos de Candida albicans.*

3.1.1 Introdução.

A incidência de células de *C. albicans* que adquirem resistência aos azóis tem aumentado consideravelmente nos últimos anos, o que tem colocado sérios problemas ao sucesso da quimioterapia da candidíase. Os dados actuais sugerem que a multirresistência aos fármacos (MDR) é um fenómeno multifatorial que engloba múltiplos mecanismos: incluindo falhas na exportação de fármacos por bombas de extrusão como Cdr1p, Cdr2p (família ABC) e Mdr1p (família facilitadora principal), alterações no alvo dos azóis, Erg11p, bem como a regulação positiva do gene *ERG11* (Lopez-Ribot *et al.*, 1999; Prasad *et al.*, 2002; Sanglard e Odds, 2002). Foi referido que uma combinação de diferentes mecanismos de resistência é responsável pela resistência ao fluconazol em isolados clínicos de *C. albicans* (Sanglard e Odds, 2002).

O papel importante dos lípidos na suscetibilidade das células *de Candida* aos medicamentos tornou-se evidente em estudos recentes (Kaur e Bachhawat, 1999; Kohli *et al.*, 2002; Mukhopadhyay *et al.*, 2004). Os isolados *de C. albicans* resistentes aos azóis apresentam uma composição alterada de fosfolípidos e esteróis da membrana (Kohli *et al.*, 2002; Loffler *et al.*, 2000; Hitchcock *et al.*, 1986; Hitchcock *et al.*, 1987a). Nós e outros observámos que os transportadores ABC Cdr1p de *C. albicans* e Pdr5p de *Saccharomyces cerevisiae* são particularmente sensíveis a alterações da composição lipídica, sendo afectadas as funções mediadas por estas proteínas da bomba de extrusão de fármacos (Kaur e Bachhawat, 1999; Kelly *et al.*, 1996; Smriti *et al*, 1999). Em conjunto, parece que as alterações associadas na

A composição lipídica da membrana (fosfolípidos/ergosterol), a sua ordem (fluidez) e assimetria podem ser determinantes importantes da suscetibilidade das células de levedura aos medicamentos (Kohli *et al.*, 2002; Mukhopadhyay *et al.*, 2004).

Entre as várias classes de lípidos em *C. albicans*, o ergosterol da membrana é um constituinte importante, que é também o alvo de antifúngicos comuns como os polienos e os azóis (Klobucnikova *et al.*, 2003; Sanglard *et al.*, 2003; Barrett-Bee e Dixon, 2005). O ergosterol é também responsável pela rigidez, estabilidade e resistência das membranas às tensões físicas. Além disso, o ergosterol modula a fluidez da membrana, a permeabilidade e as actividades das enzimas ligadas à membrana (Parks e Casey, 1995). Curiosamente, a ação dos antifúngicos é afetada pelas alterações na composição lipídica das membranas em geral e pelo ergosterol em particular (Smriti *et al.*, 1999; Parks e Casey, 1995). Devido à relação entre a resistência aos medicamentos e a composição do ergosterol da membrana, foram analisados muitos genes da via biossintética do ergosterol da *C. albicans*, tais como *ERG3, ERG6, ERG11, ERG24* e *ERG26, etc.* (Sanglard *et al.*, 2003; Pergakes *et al.*, 1998; Jia *et al.*, 2002; Aaron *et al.*, 2001).

A ERG1 (número de acesso GenBank U69674) codifica a esqualeno epoxidase (EC 1.14.99.7), que é uma monooxigenase contendo FAD que converte o esqualeno em 2, 3-oxidosqualeno (Favre e Ryder, 1997; Leber *et al.*, 2003). A esqualeno epoxidase desempenha um papel fundamental na síntese de compostos esteróis essenciais, pelo que se verificou que a disrupção homozigótica de *ERG1* tinha efeitos deletérios em células de levedura (Tsai *et al.*, 2004; Leber *et al.*, 1998). A fim de explorar o envolvimento direto do ergosterol na morfogénese e na suscetibilidade a medicamentos de *C. albicans*, neste estudo, interrompemos um alelo de *ERG1* e expressámos o segundo alelo sob o controlo do promotor regulável *MET3* (Care *et al*, 1999; Krishnamurthy *et al.*, 2004). Mostrámos

que a supressão condicional de *ERG1* de *C. albicans* aumenta a sua sensibilidade a fármacos e conduz a defeitos na formação de hifas. A maior sensibilidade do mutante condicional *erg1* a vários fármacos está ligada a uma maior difusão passiva e a um menor efluxo de fármacos mediado pelo transportador ABC Cdr1p, que, em resultado de um desequilíbrio na composição de esteróis, estava mal localizado na membrana plasmática.

3.1.2 Resultados e discussão.

3.1.2.1 *O ERG1* é um gene essencial.

Para a disrupção da *ERG1*, que codifica a esqualeno epoxidase, uma enzima-chave da biossíntese do ergosterol, os dados da sequência de *C. albicans* foram obtidos no Stanford Genome Technology Centre (http://www.sequence.stanford.edu/ group / candida). A proteína Erg1 deduzida *de C. albicans* contém 496 resíduos, com uma massa molecular prevista de 55,3 kDa (Favre e Ryder, 1997). A região genómica da *ERG1* foi isolada por PCR utilizando ADN genómico da estirpe CAI4. Utilizou-se um fragmento *SacI-SphI* do plasmídeo pSKM54 que continha uma cassete de disrupção *ERG1* para transformar a estirpe CAI4 e obter a estirpe heterozigótica ΔE4 (*ERG1/Δerg* 1::*hisG- URA3-hisG*). As estirpes heterozigóticas *Erg1/erg1* foram geradas sem qualquer dificuldade, mas a construção da estirpe homozigótica *erg1/erg1* utilizando a mesma cassete de disrupção *hisG-URA3-hisG* falhou repetidamente. Este resultado sugeriu que *ERG1* é um gene essencial em *Candida albicans*, semelhante ao gene *ScERG1* de *Saccharomyces cerevisiae* (Leber *et al.*, 1998). Para confirmar este facto, colocámos o segundo alelo sob o controlo do promotor regulável, que é reprimido por metionina e cisteína (Care *et al.*, 1999; Krishnamurthy *et al.*, 2004). As células com um alelo *ERG1* sob o controlo do promotor regulável foram designadas como ΔE4.2.7 (*MET3p-* *ERG1/Δerg1::hisG*) (fig. 9). As integrações corretas em estirpes heterozigóticas e condicionais foram verificadas por Southern blot, como se mostra na figura 10. Dois clones independentes foram selecionados e analisados simultaneamente para os fenótipos descritos abaixo. Os pares de estirpes mutantes isogénicas eram idênticos em todos os fenótipos testados.

3.1.2.2 O crescimento da estirpe mutante condicional é suprimido.

A estirpe mutante condicional ΔE4.2.7 (MET3-*ERG1/Δerg1::hisG*) foi cultivada em meio SD líquido com ou sem M/C. Observámos que 0,5 mM de M/C foi suficiente para suprimir consideravelmente o crescimento do mutante condicional ΔE4.2.7, , ao passo que o crescimento do CAF2-1 de tipo selvagem e da estirpe heterozigótica ΔE4 quase não foi afetado em condições de repressão semelhantes (figura 11). No entanto, a supressão do crescimento cessou após 24 horas e verificou-se que os mutantes condicionais com supressor recuperaram o seu crescimento. De notar que a estirpe ΔE4.2.7, , quando semeada em placas SD contendo 0,5 mM M/C, continuou a apresentar supressão do crescimento, não tendo sido observado qualquer recrescimento. O recrescimento da estirpe condicional às 24 horas pode dever-se à fuga do promotor MET3, tal como foi referido anteriormente (Mao *et al.*, 2002), ou, em parte, pode dever-se à exaustão de M/C.

3.1.2.3 A estirpe mutante condicional *ERG1* carece de ergosterol.

Para confirmar o estado dos níveis de ergosterol na estirpe mutante *erg1*, foi utilizado um espetrofotómetro e HPLC de fase inversa (figuras 12 e 13)

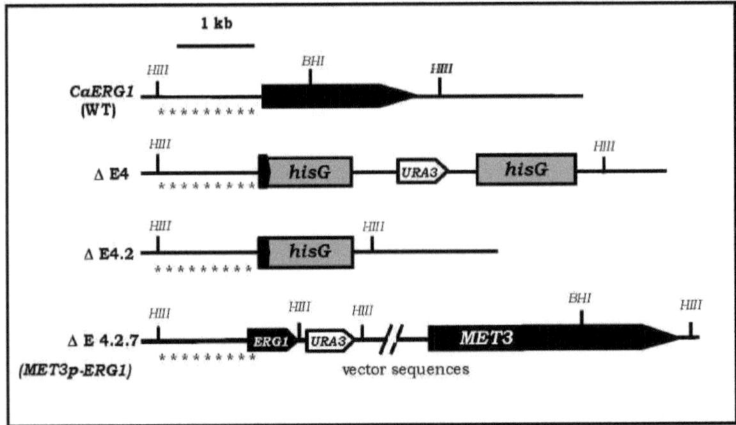

Figura 9. Configuração genómica do locus *ERG1 de C. albicans de* tipo selvagem e dos seus derivados deletados

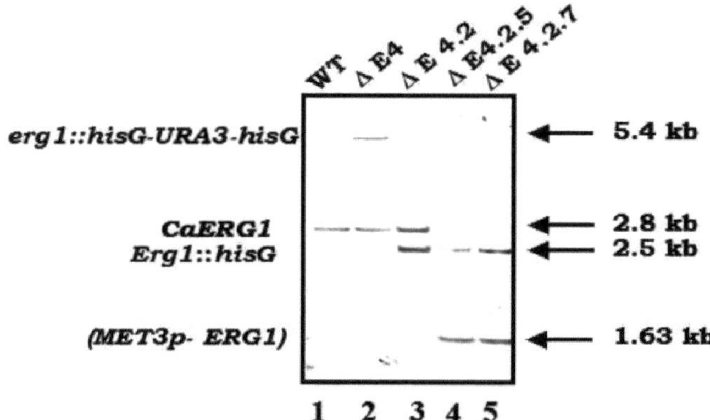

Figura 10. Southern blot para confirmar a disrupção do primeiro alelo *ERG1* e a orientação do promotor *MET3* a montante do segundo alelo. O ADN genómico de cada estirpe foi extraído e digerido com *HindIII*, submetido a blot e sondado com o fragmento de 1 kb indicado por asteriscos na figura. As estirpes testadas foram: pista 1, CAF2-1 (*ERG1/ERG1*); pista 2, ΔE4 (*ERG1/erg1Δ::hisG-URA3-hisG*); pista 3, ΔE4.2 (*ERG1/erg1* A:: *hisG*), e pistas 4 e 5, ΔE4.2.5/ ΔE4.2.7 (*MET3 p*:: *ERG1/erg1* A:: *hisG*).

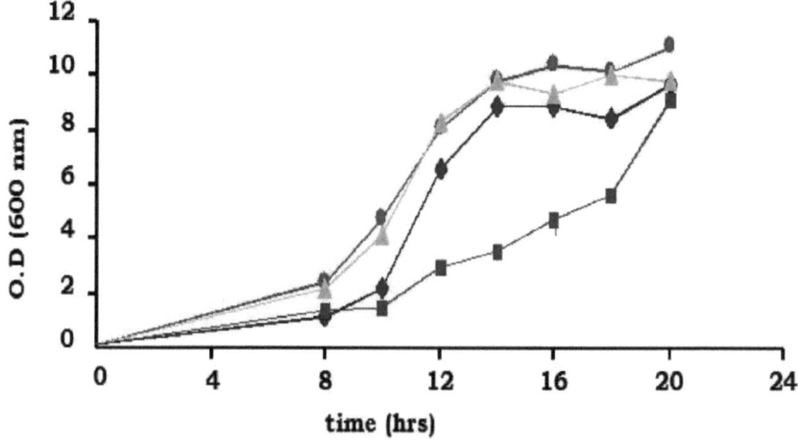

Figura 11 Curva de crescimento da *C. albicans* e do seu mutante *erg1*. Os símbolos preenchidos representam o crescimento deCAF2-1 sem M/C (círculos preenchidos verdes), CAF2-1 com M/C (diamantes azuis), ΔE4.2.7 sem M/C (triângulos preenchidos cor-de-rosa) eΔ E4.2.7 com M/C (quadrados vermelhos preenchidos).

CAF2-1
CAF2-1 (M+C)
Abs
0.0
0.1
0.2
200 220 240 260 280 300 320
Wavelength(nm)
0.4
0.3
ΔE4.2.7(M+C)
ΔE4.2.7
Wavelength(nm)

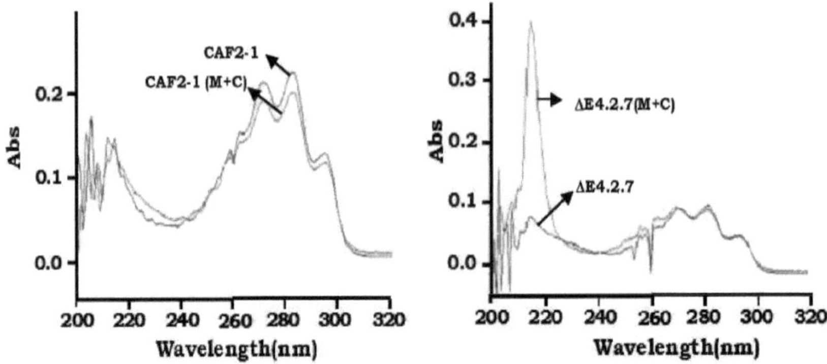

Figura 12 Perfil de esteróis da estirpe de tipo selvagem e dos mutantes condicionais *ERG1/erg1* por espetrofotómetro. Os esteróis extraídos foram analisados através da obtenção de espectros de absorção entre o comprimento de onda 200-320 nm.

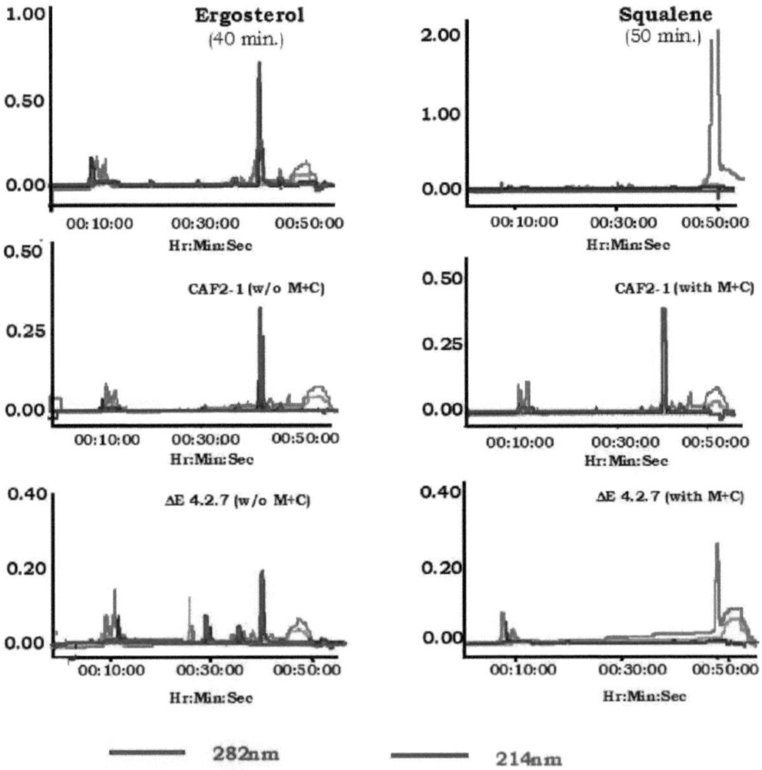

Ergosterol
(40 min.)
Squalene
(50 min.)
CAF2-1 (w/o M+C)
CAF2-1 (with M+C)
ΔE 4.2.7 (w/o M+C)
ΔE 4.2.7 (with M+C)
00:10:00 00:30:00 00:50:00
Hr:Min:Sec
282nm
230nm
214nm
260nm

Figura 13 Perfil de esteróis da estirpe de tipo selvagem e dos mutantes condicionais *ERG1/erg1* por HPLC de fase inversa. Os esteróis foram analisados por HPLC de fase inversa. A eluição dos compostos foi monitorizada automaticamente por absorção a 214, 230, 260 e 282 nm. O ergosterol e o esqualeno foram

utilizados como padrões para comparação dos respectivos tempos de retenção com esteróis extraídos de células *de Candida*. O tempo de retenção do ergosterol é de 40 min e o do esqualeno é de cerca de 50 min (indicado entre parênteses).
respetivamente) (Bocking *et al.*, 2000; Mukhopadhyay *et al.*, 2004). Os mutantes da via biossintética do ergosterol não produzem ergosterol e utilizam intermediários de esterol para compensar a perda de ergosterol (figuras 12 e 13, respetivamente) (Smriti *et al.*, 1999; Loffler *et al.*, 2000; Kaur e Bachhawat, 1999). As análises por HPLC dos esteróis extraídos revelaram que os níveis de ergosterol na estirpe heterozigótica ΔE4 eram inferiores aos do tipo selvagem CAF2-1. Curiosamente, a estirpe disruptiva condicional (ΔE4.2.7), , após crescimento na presença de M/C, não apresentou nenhum pico de ergosterol caraterístico detetável com um tempo de retenção de 40 min, mas, em vez disso, apresentou um pico elevado de esqualeno com um tempo de retenção de 50 min (fig. 13). Assim, a análise de esteróis revelou que a estirpe ΔE4.2.7 , que carece condicionalmente de esqualeno epoxidase funcional (Erg1p), é incapaz de sintetizar ergosterol e, em vez disso, acumula esqualeno (figuras 12 e 13). Assim, ambos os métodos quantitativos confirmaram que a estirpe condicional na presença de M/C não sintetiza ergosterol e, em vez disso, acumula esqualeno.

3.1.2.4 Os níveis de expressão *de ERG1* afectam a suscetibilidade a medicamentos.

Tendo em conta o facto de que as alterações na composição lipídica afectam a suscetibilidade aos medicamentos (Mukhopadhyay *et al.*, 2004; Kohli *et al.*, 2002; Kelly *et al.*, 1996; Kelly *et al*, 1997), examinámos se a depleção de ergosterol e a acumulação concomitante de esqualeno afectou a sensibilidade das células disruptoras condicionais aos fármacos. Curiosamente, em condições de repressão em ensaios de diluição em série, as células ΔE4.2.7 eram hipersensíveis a todos os fármacos testados
drogas como o fluconazol, a ciclo-heximida, o cetoconazol, a anfotericina B, a nistatina e a terbinafina, em comparação com as células CAF2-1 e AE4 heterozigóticas (figura 14). O aumento da sensibilidade das células mutantes condicionais ΔE4.2.7 a
A terbinafina merece uma menção especial. Sabe-se que a terbinafina tem como alvo o *ERG1*, pelo que a sua desativação condicional, como nas células ΔE4.2.7 , deve resultar em resistência em vez de supersensibilidade. No entanto, as nossas observações apoiam relatórios anteriores em *C. glabrata* (Tsai *et al.*, 2004), em que um defeito em *erg1* levou a uma maior sensibilidade à terbinafina. Estes resultados implicam que vários factores não identificados poderiam também modular a resposta das células fúngicas a esta alilamina (Klobucnikova *et al.*, 2003; Sorger *et al.*, 2004; Leber *et al.*, 1998). Curiosamente, a estirpe condicional *erg1* ΔE4.2.7 tornou-se sensível aos polienos - nistatina e anfotericina B, mesmo na ausência total de ergosterol detetável, em comparação com o tipo selvagem CAF2-1 (fig. 14).

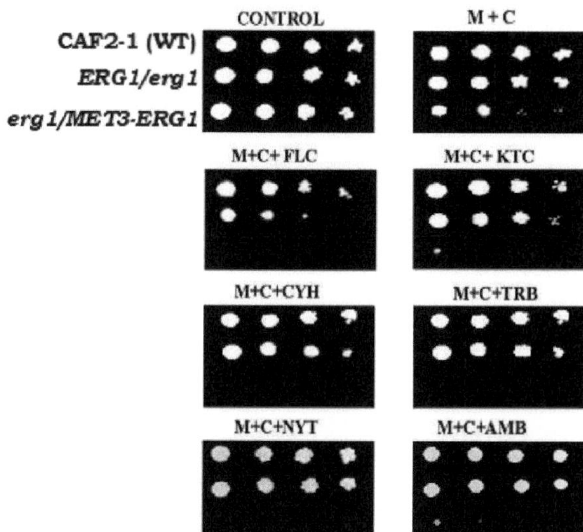

Figura 14. Testes de suscetibilidade a medicamentos por ensaio pontual. As células de levedura foram

colocadas em placas SD na presença de M/C, contendo os seguintes fármacos: fluconazol (FLC) (10 µg/µl), ciclohexímida (CYH) (500 µg/µl), cetoconazol (KTC) (0.05 µg/µl), terbinafina (TRB) (0,1 µg/µl), nistatina (NYT) (1.25µg/µl), anfotericina B (AMB) (0,2 mµg/µl). As diferenças de crescimento foram registadas após incubação das placas durante 2 dias a 30° C.

A estirpe disruptiva condicional (ΔE4.2.7), na presença de M/C, mostrou sem crescimento detetável (figura 14). Esta descoberta foi inesperada, porque os polienos interagem especificamente com o ergosterol e, por isso, espera-se que os mutantes *erg1* sem ergosterol sejam resistentes a estas drogas. Os nossos resultados apoiam a evidência crescente que sugere que os lípidos da membrana, para além do ergosterol, também podem influenciar a sensibilidade aos polienos (Klobucnikova *et al.*, 2003; Sorger *et al.*, 2004; Leber *et al.*, 1998).

3.1.2.5 Os mutantes condicionais *erg1* apresentam uma redução da difusão passiva e do efluxo de rodamina 6G.

Tanto a entrada (difusão passiva) como a saída (efluxo) de fármacos afectam a suscetibilidade das células *de Candida albicans* (Kohli *et al.*, 2002; Mukhopadhyay *et al*, 2004). Por conseguinte, examinámos este aspeto medindo a difusão passiva
difusão e efluxo dependente de energia de rodamina 6G, que é um substrato de Cdr1p de *C. albicans* (Mukhopadhyay *et al.*, 2004). A estirpe condicional *erg1* nocauteada ΔE4.2.7, , na presença de M/C, apresentou uma diminuição quantidades de R6G extracelular em células desenergizadas, sugerindo um aumento da difusão passiva do substrato (fig. 15). Para determinar o efluxo ativo do fármaco, permitiu-se que o composto fluorescente R6G se equilibrasse em células mutantes *de Candida* desenergizadas por difusão passiva e a extrusão dependente de energia de R6G foi então iniciada pela adição de glucose. Conforme ilustrado na fig. 15, observou-se uma redução do efluxo mediado pela glucose, indicada pela diminuição da concentração extracelular de R6G, na estirpe mutante condicional ΔE4.2.7 (redução de 70% do efluxo de R6G 25 minutos após a adição de glucose, em comparação com as células CAF2-1). Assim, o aumento da difusão passiva e a redução da capacidade de efluxo contribuem provavelmente para a hipersusceptibilidade do mutante condicional *erg1*.

3.1.2.6 A localização do transportador ligado à membrana Cdr1p está comprometida.

Observámos anteriormente que o transportador ABC Cdr1p é seletivamente sensível a alterações na composição lipídica (Kohli *et al.*, 2002; Mukhopadhyay *et al.*, 2004). Assim, é possível que o efluxo deficiente observado na estirpe mutante condicional se deva a uma fraca funcionalidade do Cdr1p. Os nossos resultados de immunoblot revelaram que em ΔE4.2.7 as células, que foram recolhidas após

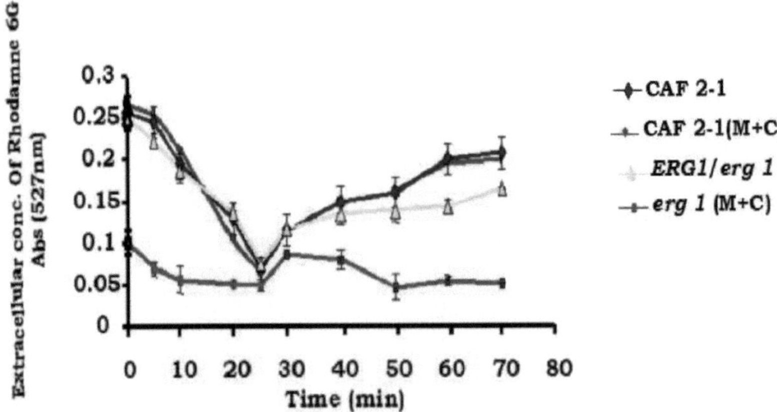

Figura 15. Transporte de rodamina 6G. Para a difusão passiva, as células desenergizadas foram incubadas com 10µM rodamina 6G (R6G) a 30 °C e, em diferentes momentos, as células foram rapidamente centrifugadas e a concentração extracelular de R6G no sobrenadante foi determinada espectrofotometricamente a 527 nm. O efluxo ativo foi iniciado pela adição de 1 mol de glucose no tempo indicado a células desenergizadas. Os símbolos preenchidos representam a quantidade extracelular de R6G em

CAF2-1, CAF2-1 (M/C), ΔE4.2.7 (sem M/C) e ΔE4.2.7 (M/C).
14 horas após a adição de M/C em meio SD, a expressão de Cdr1p na membrana plasmática diminuiu em comparação com a membrana plasmática isolada da estirpe de tipo selvagem (fig. 16 A). O mutante heterozigótico ΔE4 mostrou
níveis intermédios de expressão de Cdr1p na membrana plasmática, que era semelhante ao da membrana plasmática de ΔE4.2.7 condicionais cultivadas sem
M/C (fig.16, pista 2).

Noutro conjunto de experiências, expressámos Cdr1p como uma proteína marcada com GFP, integrando a cassete *CDR1-GFP* no locus *CDR1*, explorando o marcador *SAT1* (Reuss *et al.*, 2004) em células de tipo selvagem e ΔE4.2.7 .
As imagens de microscopia confocal confirmaram que a Cdr1p marcada com GFP estava mal localizada na membrana da estirpe mutante condicional, se cultivada em condições de repressão. O aspeto típico da fluorescência da Cdr1p- GFP foi observado na CAF2-1, enquanto ΔE4.2.7, em condições de repressão apresentaram mais fluorescência intracelular (fig. 16 B). A localização de Cdr1p- GFP produzida na estirpe CAF2-1 não foi afetada pela presença ou ausência de M/C (fig. 16 B, painel (b)).

Estes resultados sugerem que a ausência de ergosterol e/ou a acumulação de esqualeno conduzem a uma má localização superficial de Cdr1p em mutantes condicionais *erg1* e, consequentemente, a um fraco efluxo de fármacos.

3.1.2.7 A morfogénese hifal requer níveis de expressão *de ERG1* de tipo selvagem.

A disponibilidade de uma estirpe *ERG1* condicional proporcionou uma oportunidade para examinar o seu papel na morfogénese de *C. albicans*. A capacidade dos disruptores de *erg1* para formar hifas foi verificada em meios sólidos de Lee e Spider. Além disso, foram também utilizados meios líquidos indutores de hifas suplementados com 15% de soro e N-acetilglucosamina suplementados com 0,50 mM de M/C (Timpel *et al.*, 1998). Os resultados mostraram que, em comparação com a CAF2-1, a estirpe heterozigótica ΔE4 apresentou uma formação reduzida de hifas,
enquanto a estirpe disruptiva condicional ΔE4.2.7 *(erg1/erg1)* apareceu como
colónias sem filamentos, tendo assim perdido completamente a sua capacidade de formar hifas nas condições testadas (figura 17). A incapacidade da estirpe disruptiva condicional para formar hifas em todos os meios testados sugere que os níveis de Erg1p de tipo selvagem são críticos para a morfogénese de *C. albicans* (figura 17).

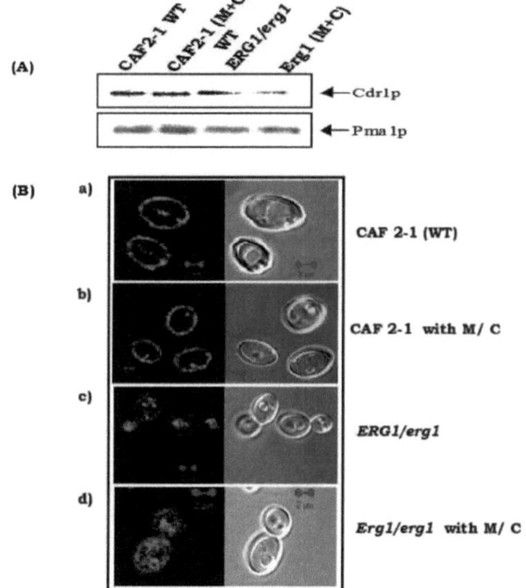

Figura 16 (A) Expressão de Cdr1p. Análise por Western blot do plasma
Fracções de membrana de CAF2-1, CAF2-1 (M/C), AE4.2.7 e AE4.2.7 (M/C) Foram analisadas fracções da

estirpe CAF2-1 (pista 1), CAF2-1 com M/C (pista 2), AE4.2.7 sem M/C (pista 3) eΔE4.2.7 com M/C (pista 4). **(B)** Imagens confocais
da estirpe ΔE4.2.7 as células que produzem Cdr1p-GFP foram cultivadas em meio SD com
e sem M/C e visualizadas diretamente ao microscópio confocal. O painel esquerdo mostra a imagem de fluorescência e o painel direito a imagem de contraste de fase correspondente. A fluorescência GFP de CAF2-1/CDR1-GFP mostra uma localização em anel de Cdr1p na membrana plasmática, tanto sem como com metionina e cisteína, ao passo que as deΔE4.2.7 /CDR1-GFP sem e com M/C resultam numa localização irregular de Cdr1p na membrana plasmática.
com mais fluorescência no interior das células.

É de notar que ambos os meios utilizados para a indução de hifas já continham M/C e fontes complexas de azoto, pelo que não foi necessário adicionar nenhum repressor aos meios de hifas para suprimir parcialmente a expressão *de ERG1*, permitindo simultaneamente o crescimento (Krishnamurthy *et al.*, 2004).

Em conclusão, qualquer desequilíbrio na composição de esteróis aumenta severamente a suscetibilidade das células *de C. albicans* aos medicamentos. A ausência total de ergosterol no mutante *erg1* condicional e/ou a acumulação de esqualeno afectam o funcionamento da proteína Cdr1p da bomba ABC de extrusão de fármacos, principalmente devido à sua fraca localização na superfície. Existem relatórios anteriores que descrevem o papel do ergosterol na morfogénese de *Candida* (Lees *et al.*, 1990), mas neste estudo, mostramos uma ligação direta entre a composição de esteróis e a capacidade das células de *Candida* para formar hifas. Neste contexto, é importante referir um relatório recente, onde foi demonstrada a presença de domínios de membrana polarizados, ricos em ergosterol e esfingolípidos em *C. albicans* (Martin e Konopka, 2004). Considerando relatórios recentes, parece que a Cdr1p de *C. albicans* pode estar preferencialmente associada a microdomínios de jangada (Kohli *et al.*, 2002; Mukhopadhyay *et al.*, 2004).

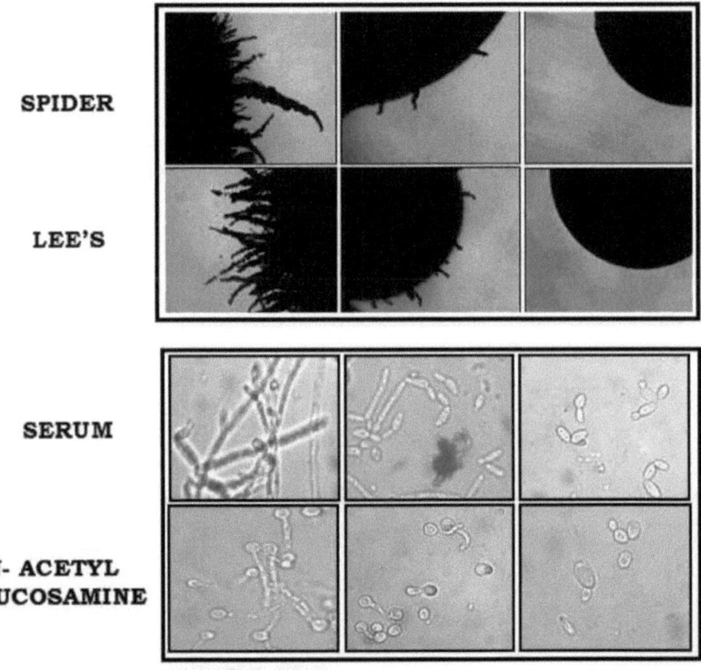

Figura 17 Filamentação de mutantes *erg1*. As estirpes testadas são designadas por CAF2-1 (*ERG1/ERG1*), a estirpe heterozigótica ΔE4 *(ERG1/erg1* A:: *hisG-URA3-hisG)*
e o mutante condicional ΔE4.2.7 *(MET3p::ERG1/*Δ *erg1::hisG*).

3.2 Análise da estrutura e da função de CaMdr1p, uma proteína transportadora de efluxo antifúngico MFS de Candida albicans: Identificação de resíduos de aminoácidos críticos para o transporte do fármaco/H^+ .

3.2.1 Introdução

Nos últimos anos, a incidência de resistência adquirida aos azóis, no agente patogénico fúngico *C. albicans*, aumentou consideravelmente, o que coloca sérios problemas ao sucesso da quimioterapia da candidíase. Os dados actuais sugerem que *a Candida* adquire resistência aos azóis através de múltiplos mecanismos, incluindo: (a) falha na acumulação de fármacos mediada por proteínas da bomba de extrusão, tais como Cdr1p e Cdr2p, pertencentes à ATP Binding Cassette (ABC), e CaMdr1p, pertencente à Major Facilitator Superfamilies (MFS); (b) alterações na proteína alvo dos azóis, Erg11p; bem como (c) regulação positiva do gene *ERG11* (Mukhopadhyay *et al*, 2004; Prasad *et al.*, 2005).

Os transportadores de múltiplos fármacos de *Candida* pertencentes à superfamília ABC foram estudados extensivamente. Tipicamente, a topologia prevista de Cdr1p e Cdr2p apresenta caraterísticas de um transportador ABC; contém dois domínios transmembranares (TMD) altamente hidrofóbicos e dois domínios de ligação a nucleótidos (NBD) localizados no citoplasma. Cada TMD é composto por seis segmentos transmembranares (TMS), que se prevê que confiram especificidade ao substrato (Shukla *et al.*, 2003). A natureza dos substratos de Cdr1p e Cdr2p varia enormemente, uma vez que inclui compostos estruturalmente não relacionados, como azóis, lípidos e esteróides (Krishnamurthy *et al.*, 1998; Smriti *et al.*, 2002). A estrutura e a função do transportador de múltiplos fármacos MFS CaMdr1p de *C. albicans* são menos conhecidas do que as dos exportadores de fármacos ABC.

A superfamília MFS é constituída por proteínas de transporte membranar, desde as bactérias até aos eucariotas superiores, envolvidas na simportação, antiportação ou uniportação de vários substratos (De *et al.*, 2002; Ginn *et al.*, 2000; Sharoni *et al.*, 2005; Sigal *et al.*, 2005; Varela *et al.*, 1995). Um dos principais grupos desta superfamília é constituído por proteínas de efluxo de fármacos dependentes da força do motivo protão (PMF) (Paulsen *et al.*, 1996). Os transportadores de fármacos MFS bacterianos são antiportadores, que possuem um "motivo antiportador" único, também designado por "motivo C" [G(X)8G(X)3GP(X)2GG], necessário para a atividade antiportadora fármaco/H^+ (Ginn *et al.*, 2000; Polgar *et al*, 2004). Independentemente das especificidades do substrato do antiportador, o "motivo antiportador" no TMS 5 previsto é conservado em todos os subgrupos funcionalmente relacionados em bactérias e plantas (Paulsen *et al*, 1996; Simmons *et al.*, 2003; Varela *et al.*, 1995). Embora os exportadores de fármacos MFS na levedura também possuem um "motivo antiportador", mas a sua relevância continua por estabelecer. Este "motivo C" tem também um estiramento repetitivo GXXXG, que se pensa ser importante para o correto empacotamento das hélices e para a dimerização do transportador ABCG2 dos seres humanos (Polgar *et al.*, 2004). Análise de sequências múltiplas do motivo MFS

Os estudos sobre os transportadores revelam que as proteínas desta família partilham mais semelhanças entre as suas metades N-terminais do que nas suas metades C-terminais e presume-se que a última metade é responsável pelo reconhecimento do substrato (Paulsen *et al.*, 1996). Além disso, as proteínas MFS antiportadoras de fármacos possuem muitos outros resíduos conservados dispersos ao longo do comprimento da proteína, como os motivos A e B que são conservados em toda a MFS, enquanto o motivo "C" é conservado apenas nas subfamílias 12- e 14- TMS (Paulsen *et al.*, 1996).

A CaMdr1p (número de acesso X53823) de *C. albicans* (anteriormente *BEN*^{r}, resistência ao benomil) é uma proteína de 564 aminoácidos com 12 TMS's (Ben-Yaacov *et al.*, 1994; Fling *et al.*, 1991; Goldway *et al*, 1995; Kohli *et al.*, 2001).

Com base na homologia das sequências, a CaMdr1p é um antitransportador putativo, com um "motivo antitransportador" no TMS 5 [G(X)6G(X)3GP(X)2GP(X)2G] (Paulsen *et al.*, 1996). Tendo em conta a importância do transportador de múltiplos fármacos MFS CaMdr1p na resistência aos azóis em *Candida*, neste estudo, examinámos esta proteína em termos da sua estrutura e função. Para tal, sobre-expressámos a CaMdr1p como proteína marcada com GFP num sistema heterólogo. Para avaliar os resíduos do TMS 5 que potencialmente contribuem para o transporte do fármaco/H^+ , efectuámos a varredura de alanina de todos os 21 aminoácidos do TMS 5 por mutagénese dirigida ao local. Os nossos resultados sublinharam a importância das variantes mutantes do TMS 5, que se tornaram hipersensíveis a diferentes classes de fármacos, com uma atividade de efluxo gravemente prejudicada. Os nossos resultados apoiam, pela primeira vez, a previsão de que o MFS CaMdr1p de *C. albicans* funciona como antiporte de fármaco/H^+ , em que os resíduos de aminoácidos dentro de motivos conservados, bem como fora deles, são cruciais para o seu funcionamento.

3.2.2 Resultados-

3.2.2.1 A CaMdr1p-GFP sobreexpressa está corretamente localizada à superfície.

A CaMdr1p foi recentemente sobre-expressa em células *de C. albicans* (Hiller *et al.*, 2006). No entanto, para caraterizar funcionalmente CaMdr1p, neste estudo, nós a superexpressamos em um sistema heterólogo. Para tal, clonámos a ORF CaMdr1p-GFP no plasmídeo pSK-PDR5PPUS (Nakamura *et al.*, 2001) e sobreexpressámo-la por integração no locus *PDR5* a jusante do promotor *PDR5* na estirpe AD1-8u⁻ *de S. cerevisiae* (Nakamura *et al.*, 2001). A estirpe hospedeira AD1-8u⁻ foi derivada de uma estirpe mutante *Pdr1-3* com uma mutação de ganho de função no fator de transcrição Pdrlp, resultando numa hiperindução constitutiva do promotor *PDR5* (fig. 18 A) (Nakamura *et al.*, 2001). A integração de cópia única no promotor *PDR5* foi confirmada por hibridização Southern. O tipo selvagem CaMdrlp-GFP foi transcrito (fig. 18 B), expressa e corretamente orientada para a membrana plasmática (PM), como é evidente na análise Western da fração PM das células (fig. 18 C).

A expressão e a localização foram também confirmadas por microscopia confocal e análise FACS (fig. 18 D e 23).

3.2.2.2 A expressão excessiva de CaMdrlp-GFP confere resistência a medicamentos.

Examinámos a sensibilidade aos fármacos das células que sobre-expressam o CaMdrlp-GFP de tipo selvagem (RPCaMDR1-GFP) através de dois métodos independentes de suscetibilidade aos fármacos, nomeadamente os ensaios de microdiluição e de deteção. O ensaio de microdiluição revelou que a estirpe hospedeira (AD1-8u⁻), como esperado, era hipersensível a todos os fármacos testados quando comparada com o controlo de crescimento (sem fármaco) (Quadro 11). Pelo contrário, as células que exprimem o CaMdrlp-GFP de tipo selvagem (RPCaMDR1-GFP) foram capazes de tolerar as mesmas concentrações dos fármacos. Em comparação com a estirpe hospedeira (AD1-8u⁻), os valores MIC80 (concentração inibitória mínima para uma inibição de 80% do crescimento) para a estirpe RPCaMDR1-GFP foram consideravelmente mais elevados (MIC80 16µg/ml para o fluconazol (FLC), 0,5
^g/ml para a ciclohexímida (CYH), 8 p.g/ml para a cerulenina (CER), 1 p.g/ml para a 4-nitroquinolina (4-NQO) e 128 µg/ml para o metotrexato (MTX)) (fig. 18 D).

Os ensaios pontuais confirmaram os resultados da microdiluição (fig. 18 D e quadro 11). A proteína quimérica CaMdrlp-GFP foi capaz de conferir resistência a fármacos semelhante à proteína CaMdrlp não marcada, indicando que a marcação GFP não afecta a sua capacidade de funcionamento (fig. 18 D e Quadro 11). Nas experiências seguintes, examinámos as funções da RPCaMdrlp-GFP.

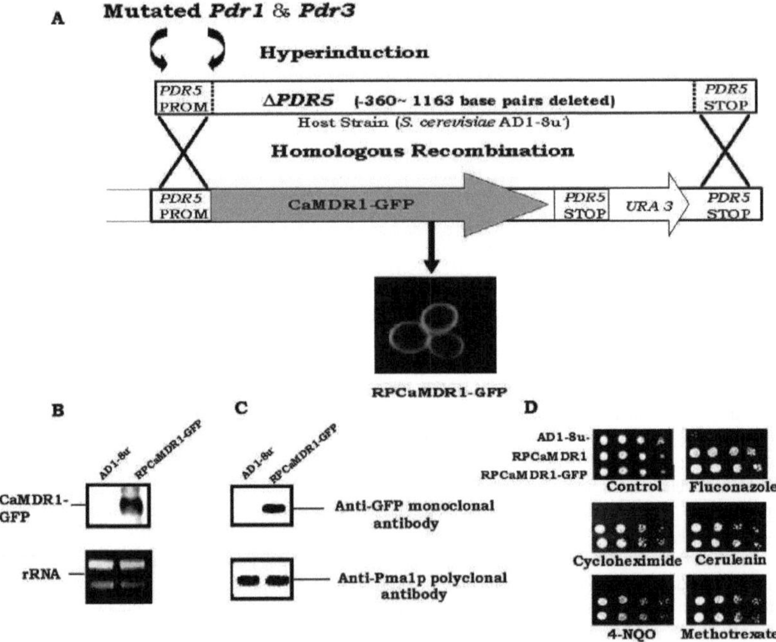

Figura 18 (A) A estratégia mostra a clonagem e a integração do *CaMDR1* como *CaMDR1- GFP* no locus *PDR5* na estirpe de sobreexpressão de *S. cerevisiae* AD1-8u⁻, derivada de uma estirpe mutante *Pdr1-3* com uma mutação de ganho de função no fator de transcrição Pdrlp, resultando numa hiperindução constitutiva

do promotor *PDR5*. **(B)** Expressão do mRNA de *CaMDR1 de C. albicans* na cepa AD1-8u⁻ *de S. cerevisiae* e RPCaMDR1-GFP. RNA total (30 µg) da cepa parental, AD1-8u e RPCaMDR1-GFP, foi hibridizada com uma mistura de sonda *CaMDRl de C. albicans* marcada com [a-^{32}P] dATP. A parte inferior do painel mostra o controlo de carga para indicar uma carga igual. **(C)** Imunodetecção de CaMdrlp na MP das estirpes AD1-8u⁻(controlo) e RPCaMDR1-GFP. As análises Western blot foram efectuadas com o anticorpo monoclonal anti-GFP. A pureza da fração da membrana plasmática foi avaliada utilizando o anticorpo policlonal anti-Pma1p. Para as imagens confocais das células de *S. cerevisiae* que expressam o tipo selvagem *CaMDR1* marcado com GFP, as células foram visualizadas diretamente numa lâmina de vidro com uma objetiva de imersão em óleo de 100X num microscópio confocal Bio-Rad. **(D)** Ensaio de deteção de *CaMDR1* (não marcado; sem GFP) e *CaMDR1-GFP*, mediado pela resistência a vários fármacos. As células foram colocadas em placas YEPD na ausência de fármaco (controlo) e na presença dos seguintes fármacos: FLC(0.17 µg/ml), CYH (0,2 µg/ml),CER 4-NQO(3 µg/ml), (0.2 µg/ml) e MTX(65 µg/ml).

3.2.2.3 O CaMdr1p eflui o metotrexato e o fluconazol.

Para verificar a capacidade de extrusão de fármacos pela CaMdr1p sobreexpressa, medimos os níveis líquidos intracelulares acumulados de dois substratos de fármacos, ^{3}H-MTX e ^{3}H-FLC, nas células RPCaMDR1-GFP (figs. 19 A e B). Um aumento ou uma diminuição do nível de acumulação do fármaco, num determinado momento, implica a redução ou o aumento do seu efluxo, respetivamente. É evidente nas figs. 19 A e B que, em comparação com as células hospedeiras (AD1-8u⁻), a acumulação de ^{3}H-MTX e ^{3}H-FLC foi consideravelmente reduzida (maior efluxo) nas células que exprimem a proteína marcada CaMdr1p-GFP.

3.2.2.4 O efluxo é sensível a diferentes inibidores.

Observámos que a acumulação de ^{3}H-MTX e ^{3}H-FLC era sensível a diferentes inibidores de energia, como a azida de sódio, o ortovanadato de sódio, o cianeto de carbonilo m-cloro fenil hidrazona [CCCP] e o arsenato de sódio (figs. 19 A e B). A acumulação de ^{3}H-MTX e ^{3}H-FLC aumentou na presença destes inibidores, o que implica uma redução do efluxo. A sensibilidade da acumulação de ^{3}H-MTX e ^{3}H-FLC, particularmente ao condutor de protões CCCP, sugere que a função do CaMdr1p é sensível ao pH e pode funcionar como H^+ -antiportador. Ao contrário do efluxo de fármacos mediado pelo transportador ABC Cdr1p (Jha *et al.*, 2003), o efluxo mediado pelo MFS CaMdrlp foi insensível ao bloqueador de - SH, N-etilmaleimida (NEM).

3.2.2.5 O efluxo de MTX e FLC é dependente do pH.

Para confirmar que o CaMdr1p é um transportador putativo de fármacos/H^+, monitorizámos o efluxo de ^{3}H-MTX e ^{3}H-FLC expondo as células a tampões com diferentes valores de pH (fig. 20 A e B, respetivamente). Numa experiência típica, as células que exprimem CaMdr1p-GFP de tipo selvagem foram tratadas com o condutor de protões CCCP (100^M) e foram autorizadas a acumular 3H-MTX e 3H-FLC até 30 min. Em seguida, estas células foram rapidamente pelletizadas e ressuspendidas em tampões de diferentes valores de pH para iniciar o efluxo do fármaco acumulado contra o gradiente de pH. O efluxo do fármaco foi medido em sucessão rápida, conforme descrito em Materiais e Métodos. Os nossos resultados revelaram que o efluxo de MTX é muito sensível ao pH (fig. 20 A), por exemplo; as células RPCaMDR1-GFP expostas a um pH ácido (3,5-5,5) apresentaram um efluxo máximo (menor acumulação) do fármaco.

A

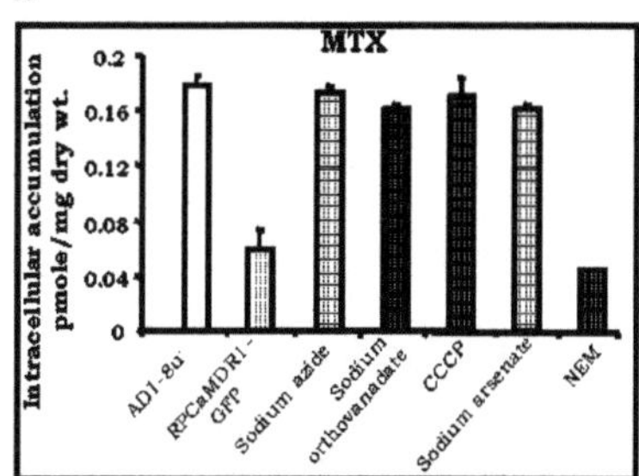

B

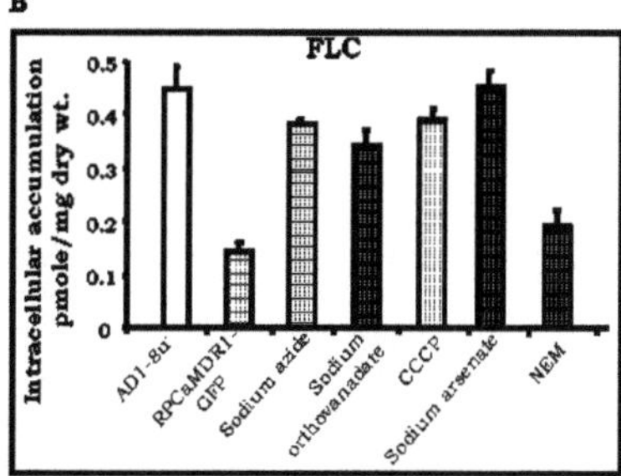

Figura 19. Caracterização funcional da RPCaMdrlp-GFP e efeito de diferentes inibidores na acumulação de fármacos radiomarcados. (A) Acumulação de ^{3}H-MTX e **(B)** ^{3}H-FLC nas células RPCaMDR1-GFP e no hospedeiro estirpe AD1-8u- (controlo). O efeito de diferentes inibidores na acumulação de ^{3}H-MTX (painel A) e ^{3}H-FLC (painel B), na estirpe RPCaMdr1p-GFP, foi monitorizado conforme descrito em Materiais e Métodos. Foram adicionados diferentes inibidores a várias células dez minutos antes do início do transporte. Os diferentes

inibidores utilizados incluíram azida de sódio (10 mM), ortovanadato de sódio (1 mM), CCCP (carbonil cianeto m-cloro fenil hidrazona) (100µM), arseniato de sódio (1 mM) e NEM (N-etimaleimida) (1mM). O AD1-8u- é apresentado como controlo. Os valores apresentados correspondem a 10 minutos após o início do transporte. Os resultados são a média± SD de três experiências independentes

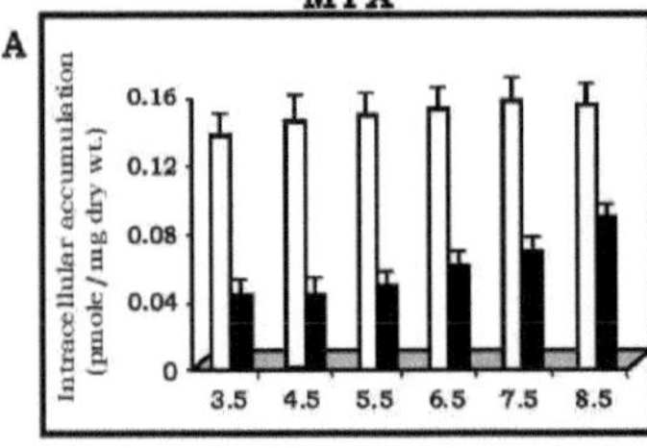

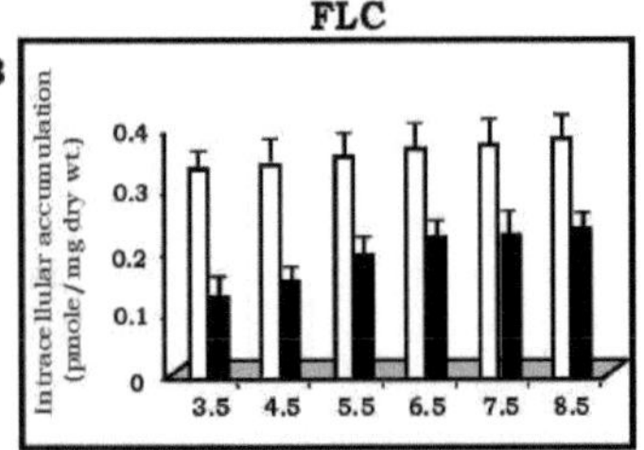

Figura 20. Efeito do pH no efluxo de ^{3}H-MTX e ^{3}H-FLC. O efluxo de ^{3}H-MTX (painel A) e ^{3}H-FLC (painel B) foi monitorizado através da exposição das células a diferentes tampões de pH. Numa experiência típica, as células RPCaMdr1p-GFP foram tratadas com CCCP(100µM) durante 10 minutos e, em seguida, foram autorizadas a acumular ^{3}H-MTX durante 30 minutos.

Estas células foram então rapidamente aglomeradas e ressuspendidas em tampões com diferentes valores de pH. A acumulação de ^{3}H-MTX e ^{3}H-FLC foi medida em sucessão rápida, conforme descrito em Materiais e Métodos. Os valores apresentados correspondem a 10 minutos após o início do efluxo. Os resultados são a média± SD de três experiências independentes.

Não se observou esse efeito do pH com a estirpe hospedeira AD1-8u^{-}, que não apresentou qualquer efluxo significativo dos fármacos (fig. 20 A e B). O efluxo de ^{3}H- FLC mediado por CaMdr1p também foi sensível ao pH, semelhante ao de ^{3}H- MTX e máximo em pH ácido (3,5-5,5) (fig. 20 B). É de salientar que o transportador ABC de fármacos Cdr1p de *C. albicans*, quando expresso na estirpe AD1-8u^{-} *de S. cerevisiae*, também podia extrudir FLC, mas a um pH ótimo de 7,5.

3.2.2.6 O CaMdr1p tem um domínio conservado de antiporte de droga/H^{+}.

O alinhamento da sequência TMS 5 do CaMdr1p com outros transportadores MFS revelou uma conservação extensiva dos aminoácidos (fig. 21 C). Nomeadamente, todas as cinco glicinas do CaMdr1p são conservadas noutros transportadores de MFS (fig. 21 C). Tendo em conta o facto de que, independentemente das diferenças nas especificidades de substrato entre os antitransportadores MFS, existe um grande nível de conservação de aminoácidos no "motivo C", analisámos o significado funcional deste motivo no transporte de fármacos através da análise da alanina de todo o TMS 5 do CaMdr1p. A sequência TMS 5 foi deduzida com base na sequência de consenso de vários programas bioinformáticos, incluindo os programas HMMTOP, SOSUI, TMHMM e TopPred (Rost e Sander, 1993; Rost e Sander, 1994; Saini *et al.*, 2005; Tusnady e Simon, 2001; Tusnady e Simon, 1998).

Para a varredura da alanina do TMS 5, utilizámos uma abordagem de mutagénese dirigida ao local, empregando oligonucelotidos mutagénicos, em que todos os aminoácidos do TMS 5 foram substituídos por alanina neutra. Para evitar a introdução de novas cadeias laterais, as três alaninas existentes no TMS 5 (A246, A247 e A252) foram substituídas por glicina, enquanto 5 glicinas (G244, G251, G255, G259 e G263) foram substituídas por alanina, bem como pelo aminoácido de cadeia lateral longa leucina. Todas as 26 variantes mutantes de CaMdr1p-GFP foram sobreexpressas de forma estável como variantes marcadas com GFP num sistema heterólogo, tal como descrito em Materiais e Métodos. A integração de uma única cópia foi confirmada com a análise Southern blot.

3.2.2.7 A substituição de 5 resíduos conservados de TMS resulta em células hipersensíveis.

Os mutantes positivos confirmados foram analisados quanto à sua sensibilidade a diferentes substratos através de dois métodos independentes: ensaio de microdiluição e ensaio pontual.

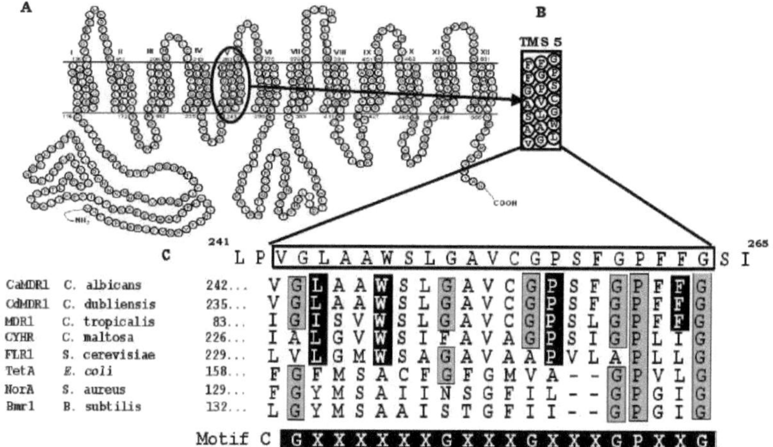

Figura 21 (A). Topologia prevista do *CaMDR1* com doze segmentos transmembranares. O TMS 5 está rodeado, para mostrar a localização do "motivo antiportador" na proteína. **(B)** O TMS 5 putativo é ampliado para mostrar os resíduos de aminoácidos do TMS 5. **(C)** Alinhamento das sequências proteicas do antiportador *CaMDR1* TMS 5 de *C. albicans* com os outros antiportadores de fármacos de fungos e bactérias, mostrando a presença do "motivo antiportador" único e conservado. As sequências de aminoácidos do TMS 5 do CaMdr1p entre as posições 243 e 263 (em caixa). A sequência do "motivo anti-recetor" ou "motivo C" é escrita para comparação, em que "X" pode ser qualquer aminoácido. Os resíduos conservados em todos os transportadores MFS e que fazem parte do motivo estão destacados a cinzento, enquanto os resíduos conservados apenas nos MFS fúngicos e que foram considerados críticos para a atividade estão destacados a preto.

Com base nos resultados de sensibilidade aos fármacos destes dois métodos e na localização dos resíduos dentro ou fora do motivo conservado, as variantes mutantes puderam ser colocadas em quatro categorias. A primeira categoria tinha quatro resíduos G244, G251, G255 e G259, que também fazem parte do "motivo C" e a sua substituição por alanina (G244A, G251A, G255A e G259A) levou a um aumento variável da sensibilidade aos fármacos testados (fig. 22 A e quadro 12). Por exemplo, as variantes G244A, G251A e G255A foram apenas parcialmente sensíveis a FLC, CER e MTX, mas foram, em comparação, mais sensíveis a CYH e 4-NQO. A variante G259A, no entanto, mostrou apenas uma ligeira alteração na sensibilidade a todos os fármacos testados (fig. 22). Curiosamente, todas as quatro glicinas da primeira categoria, quando substituídas por leucina (G244L, G251L, G255L e G259L), apresentaram resultados mais drásticos, como pode ser visto pela anulação completa do crescimento na presença da mesma concentração dos fármacos (fig. 22 B e tabela 12). Os resíduos que são conservados e fazem parte do motivo, como o P260, e os que não fazem parte do motivo, como o L245, o W248, o P256 e o F262, foram incluídos na segunda categoria. A substituição destes resíduos apenas por alanina resultou num aumento mais dramático da suscetibilidade aos fármacos e quase não registou crescimento na presença dos fármacos testados (fig. 22 C). A terceira categoria, que tem um resíduo, G263, e faz parte do motivo conservado, não apresentou alterações significativas nos níveis de suscetibilidade aos fármacos quando substituído por alanina (G263A) ou leucina (G263L) (fig. 22 D). Todos os onze resíduos do TMS 5 pertencentes à quarta categoria, quando substituídos por alanina, (V243A, A246G, A247G, S249A, L250A, A252G, V253A, C254A, S257A, F258A e F261A), não afectaram o perfil de resistência aos fármacos (tabela 11 e 12). Considerando que os resíduos da quarta categoria não eram conservados e também não faziam parte do motivo antiportador, esses resíduos não foram substituídos por outros aminoácidos, como a leucina. Assim, dos 21 resíduos do TMS 5, a substituição de apenas nove resíduos, nomeadamente G244, L245, W248, G251, G255, P256, G259, P260 e F262, afectou as susceptibilidades aos fármacos em graus variáveis (fig. 22 A, B, C e tabela 11 e 12). As sensibilidades aos medicamentos reveladas pelos ensaios pontuais coincidiram bem com os resultados da microdiluição (quadro 11).

A fim de excluir a possibilidade de a hiper-suscetibilidade observada das variantes mutantes não se dever a uma expressão deficiente ou a uma localização superficial prejudicada, comparámos a localização proteica da RPCaMdr1p- GFP e das variantes mutantes por análise Western blot, FACS e por microscopia confocal. A análise Western blot com anticorpo anti-GFP confirmou níveis de expressão semelhantes dos mutantes e do tipo selvagem (fig. 23 A). As imagens FACS e confocal também confirmaram que não havia diferença na localização da superfície celular de CaMdr1-GFP entre as células que expressam o tipo selvagem e as variantes mutantes (fig. 23 B).

3.2.2.8 As variantes mutantes apresentam diferentes níveis de acumulação (efluxo) de fármacos radiomarcados.

Todos os mutantes foram ainda analisados quanto à sua funcionalidade, medindo a acumulação intracelular de ^{3}H-MTX e ^{3}H-FLC. A primeira categoria de variantes mutantes, quando substituída por alanina, G244A, G251A, G255A e G259A, mostrou um aumento da acumulação de ^{3}H-MTX e ^{3}H-FLC (efluxo prejudicado) (fig. 24 A, B e tabela 12). À semelhança dos resultados relativos à sensibilidade aos fármacos, a substituição das glicinas da primeira categoria, quando substituídas por leucina (G244L, G251L, G255L e G259L), resultou num aumento adicional da acumulação de ^{3}H-MTX e ^{3}H-FLC (fig. 24 A, B e quadro 12). As variantes mutantes da segunda categoria, incluindo L245A, W248A, P256A, P260A e F262A, também mostraram um aumento na sua capacidade de acumular ^{3}H-MTX e ^{3}H-FLC, implicando assim uma diminuição do efluxo de fármacos (fig. 24 A, B e quadro 12). A variante mutante de terceira categoria G263, substituída por alanina ou leucina, não teve qualquer impacto importante no perfil de resistência aos fármacos, apresentando uma acumulação inalterada de ^{3}H-MTX e ^{3}H-FLC, comparável à das células que expressam a proteína de tipo selvagem (fig. 24 A, B e quadro 12).

As variantes mutantes da quarta categoria (V243A, A246G, A247G, S249A, L250A, A252G, V253A, C254A, S257A, F258A e F261A), que não apresentaram alterações no perfil de resistência aos fármacos, também não apresentaram qualquer alteração no nível de acumulação dos fármacos. É de salientar que a capacidade reduzida de efluxo de fármacos coincidiu bem com os dados de suscetibilidade aos fármacos para todas as categorias (Figs. 22 e 24).

3.2.2.9 TMS 5 e ligação e transporte de substratos.

As variantes mutantes que apresentavam sensibilidade nos ensaios de suscetibilidade a fármacos e eram defeituosas no transporte foram também verificadas quanto à ligação ao substrato. Para examinar o efeito das mutações TMS 5 nos locais de ligação aos fármacos ou no acoplamento e transporte de iões, a acumulação de ^{3}H-MTX foi competida com um excesso molar de 5 vezes de diferentes fármacos.

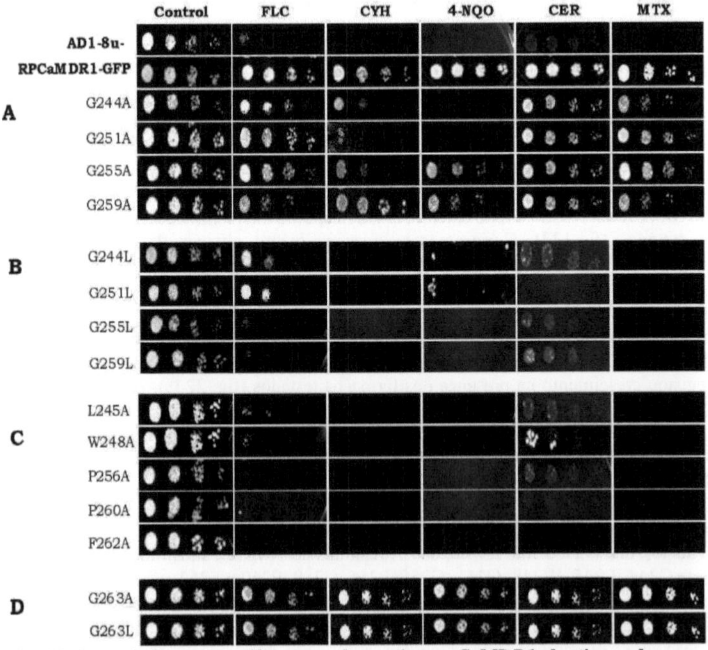

Figura 22. Perfil de resistência aos fármacos das estirpes *CaMDR1* de tipo selvagem e mutante

determinado pelo ensaio pontual. As células foram colocadas em placas YEPD na ausência (controlo) e na presença dos seguintes fármacos utilizados - FLC(0.17 μg/ml), CYH (0.2 μg/ml), CER 4-NQO (3 μg/ml), (0.2 μg/ml), MTX (65 pg/ml). Crescimento foram registadas após a incubação das placas durante 48 h a 30° C. O crescimento não foi afetado pela presença dos solventes utilizados para os medicamentos (dados não apresentados). **(A)** e **(B)** mostram a variante mutante da primeira categoria de variantes mutantes substituídas por alanina e leucina, respetivamente. **(C)** Segunda categoria de variantes mutantes substituídas apenas por alanina. **(D)** Terceira categoria de variantes mutantes substituídas por alanina e leucina.

Estirpe	MIC 80 (μg/ml)				
	FLC	CYH	4-NQO	CER	MTX
AD1-8u-	0.5	0.015	0.03	0.5	16
RPCaMDRl	16	0.5	1	8	128
RPCaMDRl -GFP	16	0.5	1	8	128
G (244)A	4	0.125	0.25	8	64
G (251) A	4	0.125	0.25	8	64
G (255) A	4	0.125	0.5	8	64
G (259) A	4	0.25	0.5	8	64
G (244) L	0.5	0.015	0.03	0.5	16
G (251) L	0.5	0.015	0.06	0.5	16
G (255) L	0.5	0.015	0.06	0.5	16
G (259) L	0.5	0.015	0.06	0.5	16
L (245) A	1	0.06	0.06	1	16
W (248) A	0.5	0.015	0.03	0.5	16
P (256) A	0.25	0.015	0.06	0.5	16
P (260) A	0.25	0.015	0.06	0.5	16
F (262) A	0.25	.007	0.06	0.5	16
G (263) A	16	0.5	1	8	128
G (263) L	16	0.5	1	8	128

Tabela 11. Concentração inibitória mínima (CIM 80 g/ml) da estirpe hospedeira AD1-8u⁻, RPCaMDR1 (células que exprimem o CaMdr1p de tipo selvagem não marcado (sem GFP)), estirpes RPCaMDR1-GFP e as várias variantes mutantes para os diferentes fármacos testados.

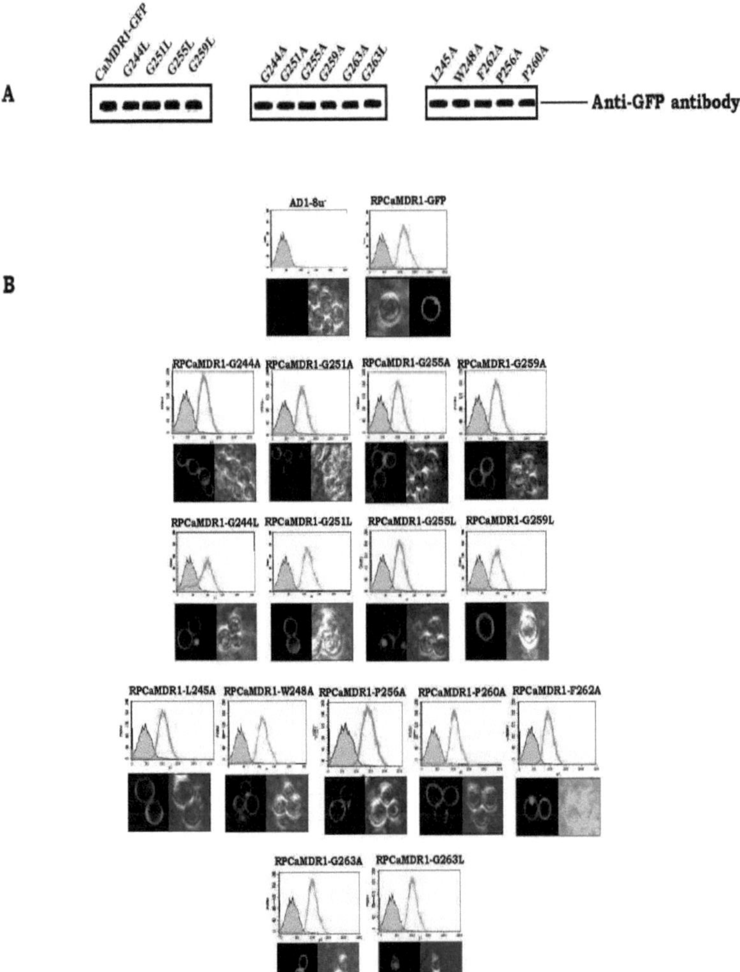

Figura 23 Comparação da expressão de RPCaMDR1p-GFP e da localização de diferentes variantes mutantes. (A) Análises de Western blots das fracções PM das variantes mutantes, com anticorpo anti- GFP, para confirmar a sua localização adequada. **(B)** Imagens confocais e análises FACS dos mutantes da primeira, segunda e terceira categorias, para verificar a sua expressão, dobragem e localização adequadas e a sua comparação com AD1-8u^{-}(controlo negativo) e RPCaMDR1-GFP (controlo positivo).

A acumulação de ^{3}H-MTX só podia ser compensada por um excesso molar de MTX e 4-NQO, enquanto outros fármacos testados não podiam afetar a acumulação em células RPCaMDR1-GFP de tipo selvagem (fig. 25 A). Isto significa que o MTX e o 4-NQO partilham sítios comuns de ligação ao substrato. O R6G não é um substrato do CaMdr1p-GFP e, como era de esperar, não foi capaz de afetar a acumulação de ^{3}H-MTX (fig. 25 A). À semelhança da CaMdr1p-GFP nativa, a acumulação de ^{3}H-MTX pela primeira categoria de mutantes: G244A, G251A, G255A e G259A, pode ser compensada com MTX e 4-NQO, sugerindo que estes resíduos não estão diretamente envolvidos no transporte do fármaco (fig. 25 B). No entanto, quando as glicinas da primeira categoria foram substituídas por leucina (G244L, G251L, G255L e G259L), tanto o MTX como o 4-NQO não conseguiram competir com a acumulação de ^{3}H-MTX (fig. 25 C). De notar que, em resultado da substituição de glicinas conservadas por leucina, a acumulação de ^{3}H-MTX foi severamente reduzida nestas variantes e, por conseguinte, não foi possível estabelecer uma distinção clara entre a incapacidade do MTX e do 4-NQO para competir com o ^{3}H- MTX e a incapacidade das variantes mutantes para participar no transporte do fármaco/H^+ . No entanto, com base no facto de as propriedades de efluxo não se alterarem após a substituição de glicinas conservadas por alanina, pode afirmar-se cautelosamente que estes resíduos podem não estar diretamente envolvidos na ligação e no transporte do MTX.

Como se pode ver na fig. 25 D, a acumulação de ^{3}H-MTX não pôde ser combatida por qualquer fármaco nas cinco variantes mutantes da segunda categoria, nomeadamente - L245A, W248A, P256A, P260A e F262A. A variante mutante da terceira categoria, G263, comportou-se como proteína de tipo selvagem, quer fosse substituída por alanina (G263A) ou por leucina (G263L) (fig. 25 E).

3.1.3 Discussão.

A CaMdr1p é uma das principais bombas de efluxo da *C. albicans*, pertencente à superfamília MFS, que está envolvida na resistência aos azólicos que se regista clinicamente. A CaMdr1p é funcionalmente idêntica aos transportadores ABC de fármacos, como a Cdr1p e a Cdr2p; no entanto, diferem no que respeita aos mecanismos de extrusão de fármacos. Enquanto o MFS CaMdr1p é um antiportador putativo que troca H^+ com compostos antifúngicos, os transportadores ABC, como o Cdr1p e o Cdr2p, realizam o efluxo do fármaco associando-o diretamente à hidrólise do ATP. Os nossos estudos confirmaram que a sobreexpressão de *CaMDR1- GFP* num sistema heterólogo confere resistência a uma variedade de fármacos testados devido à sua capacidade de expulsar estes substratos.

A

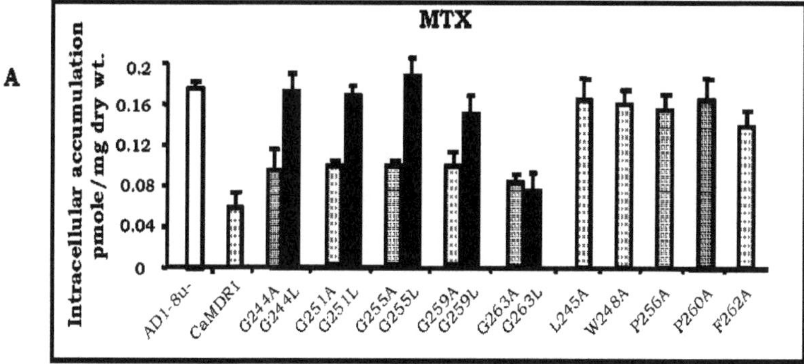

B

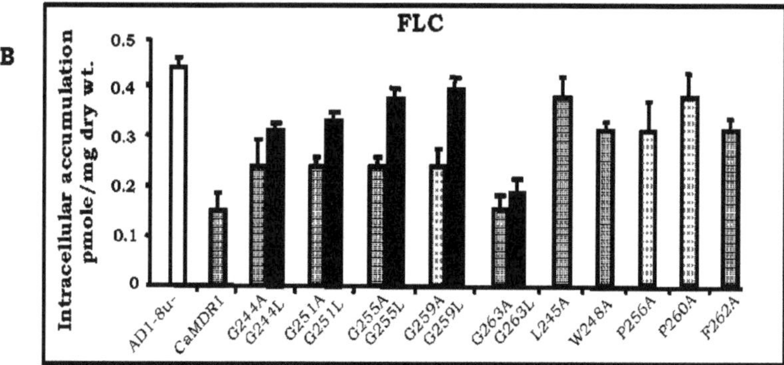

Figura 24 Acumulação de ^{3}H-MTX e ^{3}H-FLC nos diferentes mutantes variantes. (A) Acumulação de ^{3}H-MTX e **(B)** ^{3}H-FLC na primeira, segunda e terceira categorias de variantes mutantes. A primeira e a terceira categoria de cinco glicinas do "motivo antiportador" substituídas por leucina são também apresentadas como barras pretas para uma melhor comparação das glicinas substituídas por alanina; os controlos AD1-8u$^-$ e RPCaMDR1-GFP são também incluídos para comparação. Os resultados são a média± SD de três experiências independentes.

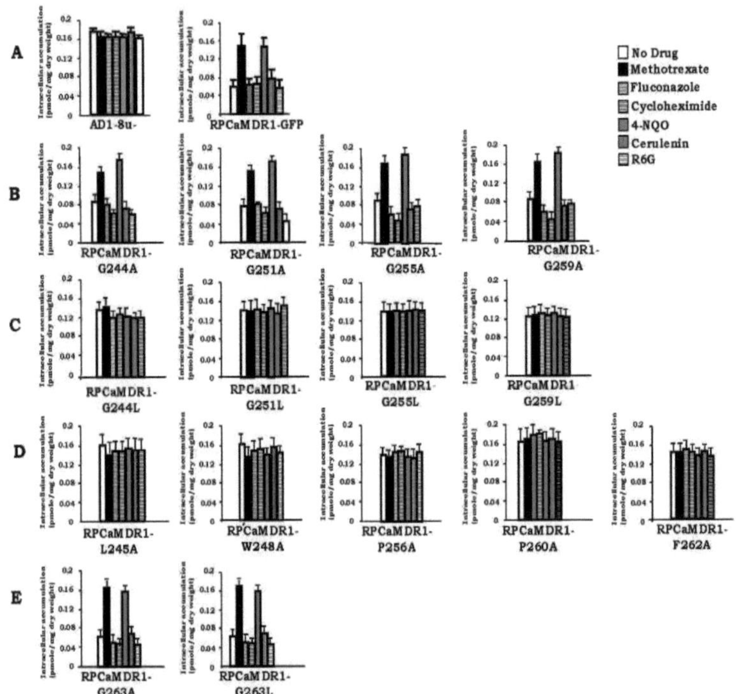

Figura 25 Concorrência de vários fármacos com o ^{3}H-MTX para sítios comuns de ligação ao substrato. Para a competição entre o ^{3}H-MTX e vários fármacos, o 3H-MTX foi utilizado numa concentração final de 25gM e; uma concentração quíntupla de cada fármaco (125gM), MTX, FLC, CYH, 4-NQO e R6G, foi utilizada para estudos de competição. **(A)** Comparação das estirpes de controlo AD1-8u^{-} (negativa) com RPCaMdr1p-GFP (positiva). O MTX e o 4-NQO competem pelo ^{3}H-MTX na RPCaMdr1p-GFP. **(B)** e **(C)** mostram a primeira categoria das variantes mutantes, substituídas por alanina ou leucina, respetivamente. **(D)** A segunda categoria das variantes mutantes, mostrando um aumento drástico da acumulação, o que implica um efluxo reduzido. **(E)** Terceira categoria de mutantes que não foi afetada pela substituição por alanina ou leucina. Os resultados são a média de três experiências independentes e estão representados em pmole/mg de peso seco. Os valores são derivados da acumulação.

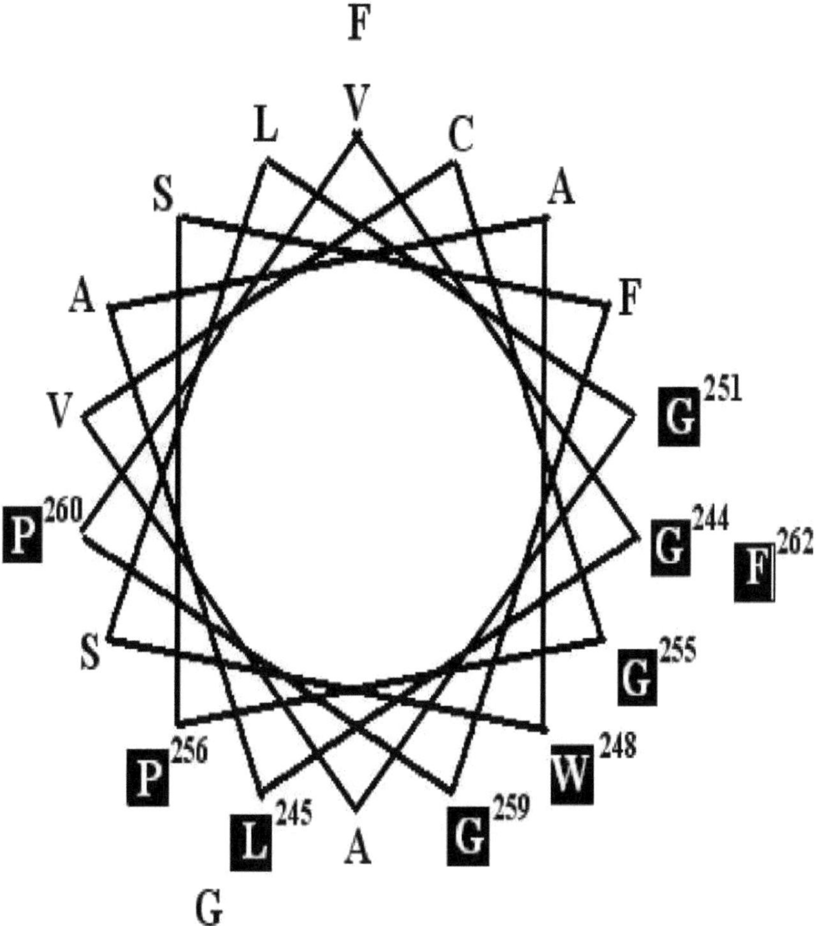

Figura 26 A projeção da roda helicoidal da sequência primária de aminoácidos foi construída, utilizando 3,6 aminoácidos por volta da hélice pelo programa EMBOSS PEPWHEEL. As mutações que afectaram a funcionalidade do CaMdr1p estão numeradas e destacadas a preto.

Categoria	Re Bi due в tibe t it lit i o ив	Medica mentos Suscepto tibilidade					Acumulação de medicamentos (Retativa 46 J		Posição
		FL-C	CYH	4-NQD	CER	MIX	FLC	1 im	¡EELS i-d c /O utjs Ld. E Tilotii
AD18u RFC aMlrl p- GF P		4-4-4-4-	4-4-4-4-	4-4-4-4-	4-4-4-4-	4-4-4-4-	OIC 31	1OO 3-4	
Um	O2-A 0251A O.255A O259A ou 025IL 02 SSL	-4- +	+ + -4-	-4-	4-4-4-	+++	55 60 56 72 6~ 92	5-4 5-4 54 S4 SO 66 69	Im. ciri e Im. ciri e Im.£Í£ÍE 1rrr sirle Im. sirle Im. sir! e 1rrr sir! e 1rrr sir! e
Dois	L2-45A W2-4EA P256A 7'2 7 LA F262A	-	-	-	4-	-	Э9 55 63 96 es	9-4 91 69 9"4 CE	Cu.tsJ.cie Ou.tEi.de OutsJ.de 1rr sirle Outsdde
Três	0263 A ou 02 63L	4-4-4-4-	4-4-4-4-	4-4-4-4-	4-4-4-4-	4-4-4-4-	35 39	3-4 37	Im. lateral iluminado senhor! e
Fenin	V243A Ä246G A24r "O :2-A L25CA A252O V253A C254A 5257A 7'2 53-A F261A	++++	++++	++++	Illi	++++	TI o Mudança	Ho	Outsdde Outsdde Outsdde Outsdde Outsdde Outsdde Outsdde Outsdde Outsdde Outsdde Outsdde Outsdde Outsdde Outsdde

Tah le. 12 Representações resumidas das variantes mutantes. A coluna de suscetibilidade a medicamentos mostra o grau de crescimento em todos os medicamentos testados, em que as células hiper-resistentes são representadas com . moderadamente resistentes com . ligeiramente resistentes com -. e o crescimento ligeiro é representado por - onk'. As variantes hipo-sensíveis, sem qualquer crescimento, são representadas apenas com -. Acumulação de fármacos, a coluna mostra a % relativa de acumulação dos dois fármacos: ®H-FL.C e ®H- MTX. Os resultados são apresentados como *><" relativos à acumulação de fármacos cf. hospedeiro AD 1- 8 u" considerado como 1OO%. Positicn. a última pista mostra a posição da variante, se esta se encontra dentro ou fora do motivo "C^{a}" ou "motivo antiportador

O efluxo de substratos de fármacos, como o MTX e a FLC, é sensível ao pH, que pode ser bloqueado por um dissipador de protões como o CCCP, o que confirma que o gradiente eletroquímico de protões é utilizado para extrudir os fármacos.

O motivo caraterístico e bem conservado do "antiporte" no TMS 5 foi considerado essencial para a funcionalidade do CaMdr1p, o que era evidente pelo facto de nem sequer uma única substituição de um resíduo conservado no motivo ser compensada funcionalmente. Curiosamente, todos os resíduos de aminoácidos do CaMdr1p cuja substituição resultou numa maior suscetibilidade ao fármaco e num efluxo anulado estão agrupados numa projeção helicoidal do TMS 5 (fig. 26). O agrupamento de resíduos sensíveis à mutação na mesma face da hélice confirma ainda que estes resíduos são importantes para o papel estrutural e funcional da proteína transportadora (fig. 26). É importante salientar que observámos que resíduos como W248 e F262 da CaMdr1p, típicos dos transportadores MFS fúngicos, eram críticos para a atividade enzimática. Estudos anteriores demonstraram que os aminoácidos aromáticos, como Phe, Tyr e Trp, estão envolvidos na interação catiónica-A, em que as cadeias laterais aromáticas se ligam aos catiões do meio aquoso para os retirar da molécula de água para um ambiente hidrofóbico, possivelmente para ajudar a gerar um gradiente de protões (Dougherty, 1996). Esta observação é importante porque, em geral, os resíduos com carga negativa estão envolvidos na translocação acoplada a protões, mas relatórios recentes sobre o transportador MdfA de *E. coli* mostraram que diferentes transportadores MFS podem utilizar diferentes estratégias de reconhecimento de protões (Sigal *et al.*, 2006). Assim, é provável que W248 e F262 de CaMdr1p e de outros transportadores MFS fúngicos também se encontrem na bolsa rica em glicina e ajudem a utilizar o gradiente protónico. A importância de W248 e F262 em CaMdr1p requer uma avaliação mais aprofundada.

É interessante notar que, por um lado, tanto o FLC como o MTX podiam ser extrudidos pelo transportador, mas eram incapazes de competir entre si, o que implica que estes dois substratos de fármacos partilham sítios de ligação diferentes. Esta seletividade entre os dois substratos foi mantida por todas as variantes mutantes, que foram capazes de extrudir o MTX. Os nossos resultados de competição sugerem ainda que pelo menos as glicinas conservadas do motivo central do antiporte não parecem afetar a ligação do fármaco ao CaMdr1p. Assim, a diminuição do efluxo observada pela substituição das glicinas conservadas por alanina e o facto de, à semelhança da proteína de tipo selvagem, o MTX e o 4-NQO poderem competir com o efluxo de ^{3}H-MTX mediado por estas variantes, sugerem que estes resíduos do motivo conservado não participam diretamente na ligação ao fármaco. A deficiência no efluxo do fármaco deve-se provavelmente à incapacidade das variantes mutantes de participarem no transporte do fármaco/H^+ . No entanto, esta questão só pode ser resolvida através de estudos de ligação direta a fármacos, utilizando substratos de fármacos marcados por rádio e fotoafinidade.

Em conjunto, o nosso estudo apoia a previsão de que o MFS CaMdr1p de *C. albicans* funciona como antiporte droga/H^+ . O alto grau de conservação no TMS 5, juntamente com os dados mutacionais, confirma fortemente que o motivo [G(X)6G(X)3G(X)3GP(X)2G] é essencial para o transporte de fármaco/H^+ . A colocação de resíduos críticos que são típicos dos transportadores fúngicos sugere efetivamente diferenças estruturais e funcionais entre os transportadores de fármacos MFS.

3.3 *Os transportadores multidroga Cdr1p e CaMdr1p de Candida albicans apresentam diferentes especificidades lipídicas: tanto o ergosterol como os esfingolípidos são necessários para a orientação do Cdr1p para as membranas.*

3.3.1 INTRODUÇÃO

Tanto nas leveduras patogénicas como nas não patogénicas, vários mecanismos podem contribuir para o desenvolvimento da multirresistência (MDR). As mutações pontuais ou a sobreexpressão do alvo do fármaco, a diminuição da importação de fármacos e um maior efluxo de fármacos são algumas das estratégias utilizadas pelas leveduras resistentes aos fármacos para ultrapassar os efeitos letais dos fármacos (Kaur e Bachhawat, 1999; Mukhopadhyay *et al.*, 2004). No entanto, a extrusão de compostos nocivos da célula, mediada por bombas de efluxo, é uma das estratégias mais frequentemente utilizadas para o desenvolvimento de resistência a fármacos em leveduras, o que é válido para vários organismos procariotas e eucariotas (Pumbwe *et al.*, 2006; Schinkel e Borst, 1991; Zgurskaya, 2002).

As duas principais proteínas da bomba de efluxo envolvidas na MDR pertencem às superfamílias ATP-binding cassette (ABC) e Major Facilitator (MFS). A análise do genoma da *Saccharomyces cerevisiae* e da levedura patogénica *Candida albicans* revela a existência de 30 e 28 transportadores ABC putativos, respetivamente, dos quais apenas alguns funcionam como transportadores de fármacos (Decottignies e Goffeau, 1997; Gaur *et al.*, 2005). À semelhança da superfamília de proteínas ABC, muito poucos membros da família MFS são exportadores de drogas. Por exemplo, de 62 transportadores putativos em *S. cerevisiae* (Braun *et al.*, 2005), apenas *FLR1* (resistência ao fluconazol) demonstrou conferir resistência a fármacos (Broco *et al.*, 1999). Na *C. albicans* patogénica, das 71 proteínas MFS, apenas *a CaMDR1* é conhecida por extrudir fármacos, tendo a sua sobreexpressão sido associada à resistência aos azóis (Braun *et al.*, 2005).

As bombas de efluxo Cdr1p e CaMdr1p estão ambas localizadas na membrana plasmática (PM). Curiosamente, a Cdr1p é sensível a alterações no ambiente da membrana e também desempenha um papel na manutenção da assimetria da membrana (Mukhopadhyay *et al.*, 2004; Prasad *et al.*, 2005; Smriti *et al.*, 1999). A *Pgp/MDR1* humana, um homólogo das proteínas ABC da levedura, está predominantemente localizada em microdomínios no interior da MP. A presença de microdomínios, também designados por "Rafts lipídicos" em vários organismos, desempenha um papel importante na formação de proteínas ABC.

As jangadas lipídicas desempenham um papel importante na sinalização celular, na seleção de proteínas e na virulência (Dieterich *et al.*, 2002; Martin e Konopka, 2004; Moffett *et al.*, 2000; Mongrand *et al.*, 2004; Pike *et al.*, 2005; Wu *et al.*, 2004). As jangadas lipídicas são altamente enriquecidas em esfingolípidos e ergosterol ou colesterol e caracterizam-se pela sua insolubilidade em detergente. A depleção de colesterol destes domínios prejudica o transporte de fármacos mediado pela Pgp de uma forma específica do substrato e do tipo de célula (Demeule *et al.*, 2000). Observa-se também que a *Pgp/MDR1* humana contribui para estabilizar os microdomínios ricos em colesterol, mediando a redistribuição do colesterol na membrana celular (Garrigues *et al.*, 2002). A aquisição do fenótipo MDR em certas linhagens de células de mamíferos não se deve apenas à sobreexpressão das bombas de efluxo de fármacos, mas é também acompanhada por uma regulação positiva dos genes necessários para o metabolismo normal dos lípidos que constituem as jangadas membranares (Lavie e Liscovitch, 2001). Também em leveduras, mostrámos anteriormente que as proteínas das bombas de efluxo, particularmente da superfamília ABC, são influenciadas por desequilíbrios na composição lipídica da membrana (Mukhopadhyay *et al.*, 2004; Prasad *et al.*, 2005; Smriti *et al*, 1999). Os

A presença de DRMs na MP da levedura foi recentemente demonstrada (Martin e Konopka, 2004; Wachtler *et al.*, 2003). A fim de avaliar criticamente o papel dos constituintes lipídicos DRM na localização das bombas de efluxo, neste estudo, sobre-expressámos Cdr1p e CaMdr1p marcados com GFP em diferentes mutantes lipídicos de *S. cerevisiae*. Os mutantes utilizados eram defeituosos na via de biossíntese do ergosterol (△ *erg24* ou△ *erg6* ou△ *erg4)* ou dos esfingolípidos (△ *sur4* ou△ *fenl* ou△ *iptl*).

Aqui relatamos que o funcionamento anulado de Cdr1p observado nas várias origens mutantes é principalmente devido ao seu missorting, resultando na sua má localização no PM. Curiosamente, a CaMdr1p não é afetada pelos defeitos nas estirpes mutantes. O nosso estudo estabelece claramente que, das duas classes diferentes de transportadores de múltiplos fármacos, apenas uma (Cdr1p) está exclusivamente direcionada para as jangadas membranares para uma localização e funcionamento adequados. Em conjunto, parece que os esfingolípidos e os esteróis da membrana, enquanto componentes individuais, bem como as suas interações mútuas, são fundamentais para a seleção e o funcionamento das proteínas da bomba de efluxo ABC das leveduras.

3.3.2 Resultados

3.3.2.1 Sobreexpressão de Cdr1p e CaMdr1p marcados com GFP.

No presente estudo, explorámos o sistema de expressão bem estabelecido e amplamente utilizado de *S. cerevisiae* para a sobreexpressão de Cdr1p e CaMdr1p (Shukla *et al.*, 2006; Shukla *et al.*, 2003). A estratégia de marcação com GFP e de clonagem de Cdr1p e CaMdr1p no plasmídeo pSK-PDR5PPUS é apresentada na figura 27 A. A figura mostra claramente que ambas as estirpes que exprimem Cdr1p (PSCDR1-GFP) e CaMdr1p (RPCaMDR1-GFP) apresentam um aspeto com bordos verdes, típico das proteínas localizadas na MP, confirmando assim a sua expressão correta e a sua localização na superfície (figuras 27 A e 27 B). Os ensaios pontuais de suscetibilidade a fármacos revelaram que ambas as proteínas são totalmente funcionais (figura 27 C).

3.3.2.2 Deleção de genes de biossíntese de ergosterol e esfingolípidos.

PSCDR1-GFP e RPCaMDR1-GFP (derivados AD1-8u⁻ que expressam Cdr1p e CaMdr1p, respetivamente) foram testados quanto à sua sensibilidade ao fármaco geneticina, que é o marcador selecionável da coleção "yeast knock out" (YKO) de *S. cerevisiae* (figura 27 D). Tanto a estirpe PSCDR1-GFP como a estirpe RPCaMDR1-GFP foram sensíveis à geneticina, que foi utilizada como marcador selecionável, para a perturbação dos genes da biossíntese do ergosterol e dos esfingolípidos (figura 27 D). O knock out foi efectuado com base numa estratégia de deleção gerada por PCR, que foi utilizada para substituir sistematicamente a ORF da levedura desde o seu início até ao códão de paragem por um módulo *KanMX* (Baudin *et al*, 1993; Wach *et al*, 1994). A cassete de disrupção com homologia na região flanqueadora e geneticina como marcador de seleção foi amplificada, como se mostra na figura 27 E. O amplicon foi purificado e transformado pelo protocolo de transformação em acetato de lítio (Shukla *et al.*, 2003). A integração da cassete de disrupção no locus correto foi confirmada por PCR e por Southern blotting. Os genes interrompidos na via de biossíntese de esfingolípidos em PSCDR1-GFP e RPCaMDR1-GFP incluíam: ***FEN1,*** que codifica a elongase de ácidos gordos e actua em ácidos gordos até 24 carbonos de comprimento (*Afenl/CDR1-GFP* e *Afenl/CaMDR1-GFP*); ***SUR4***, que também codifica uma elongase, envolvida na biossíntese de ácidos gordos e esfingolípidos e sintetiza ácidos gordos de cadeia muito longa, com 20-26 carbonos, a partir de iniciadores C18-CoA (*Xsur4* /CDR1-GFP e *Asur4* /CaMDR1-GFP); ***IPT1*, que** codifica inositol

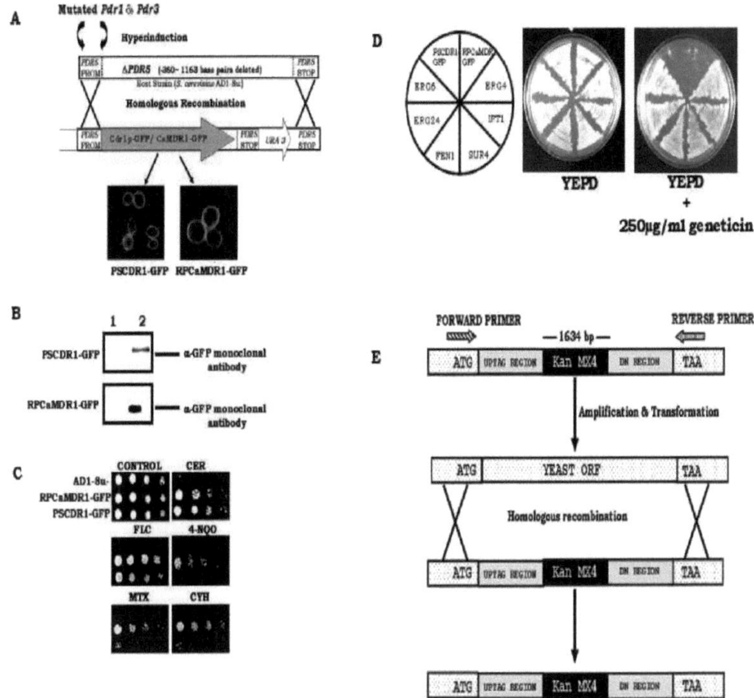

Figura 27. (A) A estratégia mostra a clonagem e a integração de ***CDR1*** e ***CaMDRl*** como proteínas marcadas com GFP C-terminal no locus PDR5 na estirpe de sobreexpressão de S. cereuisiae ADl-Suy derivada de uma estirpe mutante Pdrl-3 com uma mutação de ganho de função no fator de transcrição Pdrlp, resultando numa hiperindução constitutiva do promotor PDR5. As proteínas marcadas com GFP apresentaram um aspeto típico de rebordo na periferia da célula. (B) Western blot das fracções PM das estirpes PSCDR1-GFP e RPCaMDRl-GFP com o anticorpo monoclonalα-GFP , mostrando que as proteínas estão corretamente expressas e orientadas. (C) Ensaio pontual, mostrando o padrão de resistência aos medicamentos das estirpes ADl-8u\ PSCDR1-GFP e RPCaMDRl-GFP, para diferentes medicamentos testados na ausência (controlo) e na presença de vários medicamentos - FLC(0.17 µg/ml), CYH(0.2 µg/ml), CER 4-NQO(3 µg/ml),(0.2 µg/ml), MTX(65 µg/ml). As diferenças de crescimento foram registadas após a incubação das placas durante 48 h a 30°C. (D) Placas que mostram a sensibilidade do gene PSCDR1-

As estirpes GFP e RPCaMDRl-GFP para a geneticina, que é utilizada como marcador de seleção para a transformação, enquanto os mutantes de eliminação de lípidos da biblioteca de eliminação de leveduras são resistentes à geneticina. (E) A estratégia para a disrupção dos genes envolveu a amplificação por PCR da cassete de disrupção, conforme descrito em Materiais e Métodos.

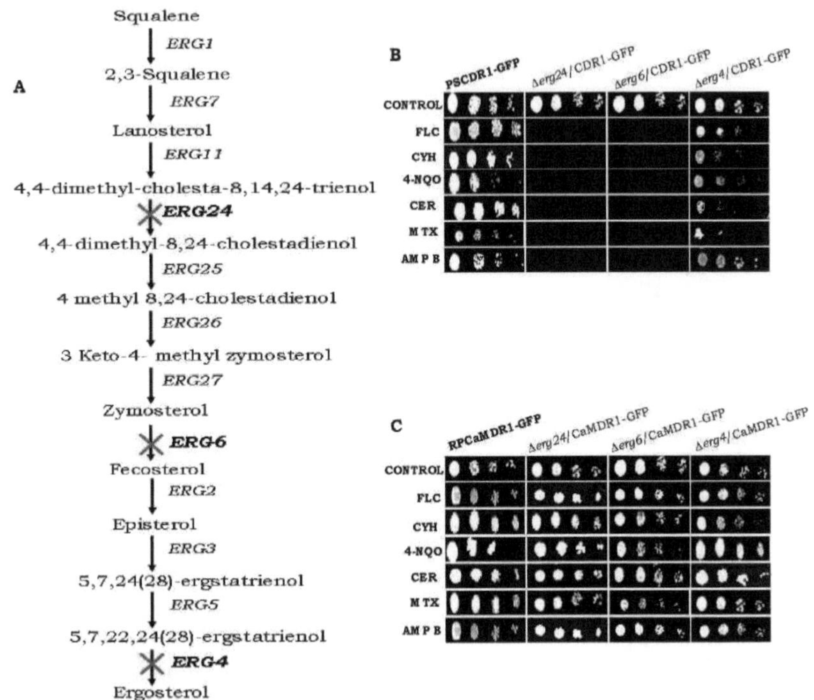

Figura. 28 (**A**) Representação esquemática da via biossintética do ergosterol mostrando diferentes etapas e intermediários, cada etapa sendo realizada com uma enzima específica. Os genes afectados estão assinalados com uma cruz na via. O gene interrompido inclui: *ERG24, ERG6* e *ERG4.* **(B e C)** Ensaio de manchas do tipo selvagem Cdr1p- GFP, CaMdr1p-GFP e mutantes de ergosterol (*Δerg24, Δerg6, Δerg4*) que expressam Cdr1p ou CaMdr1p-GFP, na ausência (controlo) e na presença dos seguintes fármacos - FLC (0,17 µg/ml), CYH(0.2 µg/ml), CER 4-NQO (3 µg/ml), (0.2 µg/ml) e MTX(65 µg/ml). As diferenças de crescimento foram registadas após incubação das placas durante 48 h a 30° C.

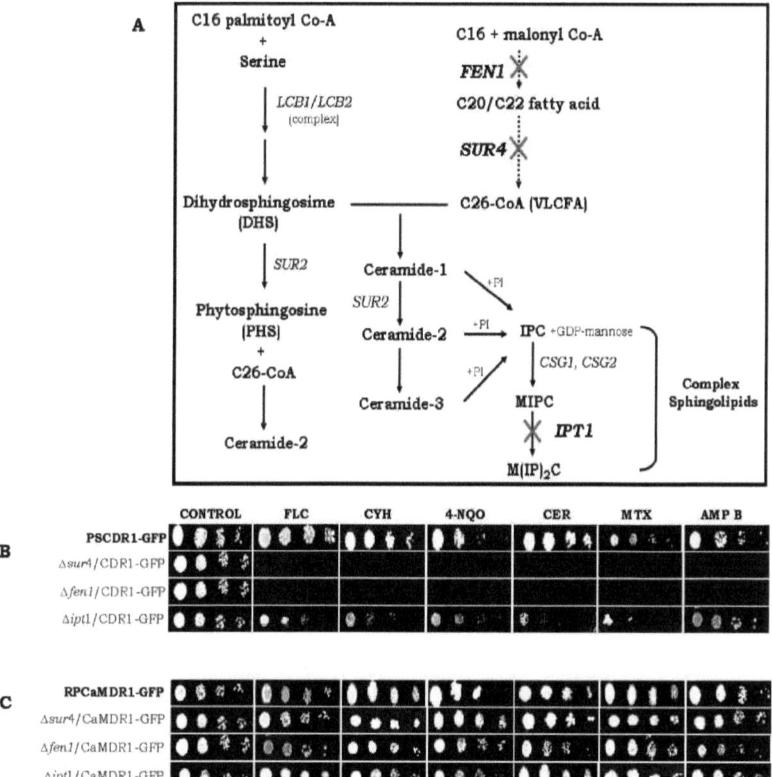

Figura. 29 (A) Representação esquemática da via biossintética dos esfingolípidos nos fungos. Os genes interrompidos *FEN1, SUR4* e *IPT1* são mostrados com uma cruz na via. **(B e C)** Ensaios pontuais de Cdr1p-GFP de tipo selvagem, CaMdr1p-GFP e mutantes de esfingolípidos(Δ*fen1*, Δ*sur4* or Δ*iptl*) que exprimem Cdr1p-GFP ou CaMdr1p-GFP, na ausência (controlo) e na presença dos seguintes fármacos - FLC (0.17 μg/ml), CYH
(0.2 μg/ml),CER 4-NQO (3 μg/ml), (0.2 μg/ml) e MTX(65 μg/ml). Crescimento
foram registadas após incubação das placas durante 48 h a 30° C.

fosfotransferase 1, envolvida na síntese de manose-(inositol-P)2- ceramida (M(IP)2C) (Δ*ipt1*/CDR1-GFP eΔ*ipt*1/CaMDR1-GFP). Em ergosterol
via de biossíntese, interrompemos: ***ERG24,*** que codifica a C-14 esterol redutase (Δ*erg24*/CDR1-GFP **and** Δ*erg24*/CaMDR1-GFP); ***ERG6*** que codifica a
Δ(24)-sterol C-metiltransferase, (Δ*erg6*/CDR1-GFP eΔ*erg6*/CaMDR1- GFP); ***ERG4*** codifica para a esterol C-24(28) redutase, (Δ*erg4*/CDR1-GFP eΔ*erg4*/CaMDR1-GFP). A posição respectiva de todos estes genes na via biossintética do ergosterol e dos esfingolípidos é mostrada nas figuras 28A e 29A, respetivamente.

3.3.2.3 A resistência mediada por Cdr1p depende do estado da membrana.

Para analisar a atividade das estirpes que exprimem Cdr1p-GFP e CaMdr1p-GFP nas origens mutantes de ergosterol e esfingolípidos, as estirpes mutantes foram testadas quanto à sua suscetibilidade aos fármacos através de ensaios de microdiluição e de ensaio pontual. Em comparação com as células AD1-8u⁻ altamente sensíveis (figura 27 C), o ensaio pontual revelou que as células que exprimem o tipo selvagem Cdr1p-GFP (PSCDR1-GFP) (Shukla *et al.*, 2003) e CaMdr1p-GFP (RPCaMDR1- GFP) foram capazes de tolerar todos os fármacos testados, tais como FLC, MTX, 4-NQO, CER e AMP B. Sobreexpressão de Cdr1p-GFP em ergosterol (Δerg24/CDR1-GFP, Δerg6/CDR1-GFP, Δerg4/CDR1-GFP) (figura 28 B) ou esfingolípido (Δsur4/CDR1-GFP, Δfen1/CDR1-GFP, Δipt1/CDR1-GFP) (figura 29 B) resultaram em hipersensibilidade a medicamentos. Em contraste, não foi observada qualquer anulação da resistência aos fármacos na CaMdr1p-GFP quando expressa nos mutantes nulos acima referidos (figuras 28C e 29C). Os resultados do ensaio pontual também foram confirmados pelo método de microdiluição.

3.3.2.4 O efluxo de metotrexato e fluconazol mediado por Cdr1p-GFP em mutantes lipídicos foi severamente prejudicado.

A fim de correlacionar a sensibilidade aos fármacos mediada pela Cdr1p-GFP com a redução do efluxo de fármacos nos fundos mutantes de ergosterol e esfingolípidos, foi medido o efluxo de dois substratos de fármacos radiomarcados, como o ^{3}H-MTX e o ^{3}H-FLC, enquanto o primeiro é um bom substrato de CaMdr1p, o último é um substrato preferido de Cdr1p (Kohli *et al.*, 2001). Um aumento ou uma diminuição do nível de acumulação do fármaco, num determinado momento, implica a redução ou o aumento do seu efluxo, respetivamente.

A

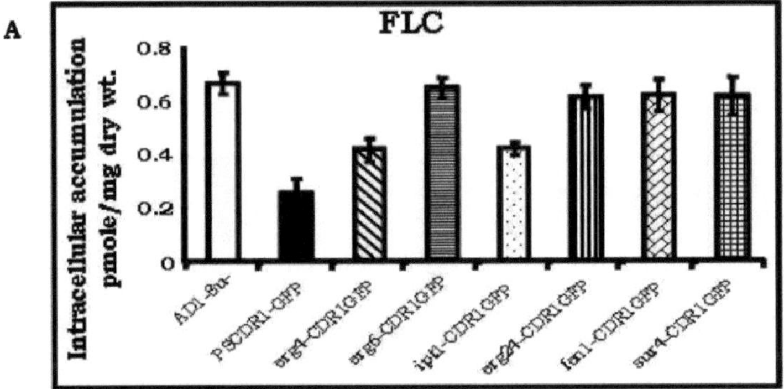

B

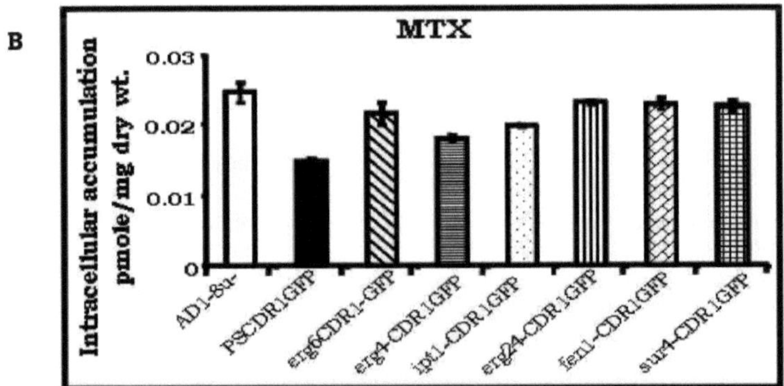

Figura. 30 Acumulação de ^{3}H-MTX e ^{3}H-FLC no modelo PSCDR1-GFP e no modelo lipídico mutantes que expressam Cdr1p-GFP. (A) ^{3}H-FLC e **(B)** ^{3}H-MTX em mutantes de esfingolípidos -Δsur4, Δfen1 e Δipt1 e mutantes de ergosterol Δerg6, Δerg24 and Δerg4 expressando Cdr1p-GFP. AD1-8u^{-} é apresentado como controlo. O Os valores apresentados são 10 minutos após o início do transporte. Os resultados são a média± SD de três experiências independentes.

A

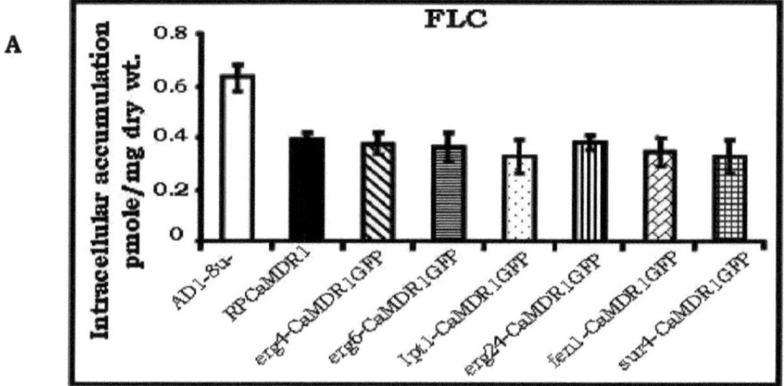

B

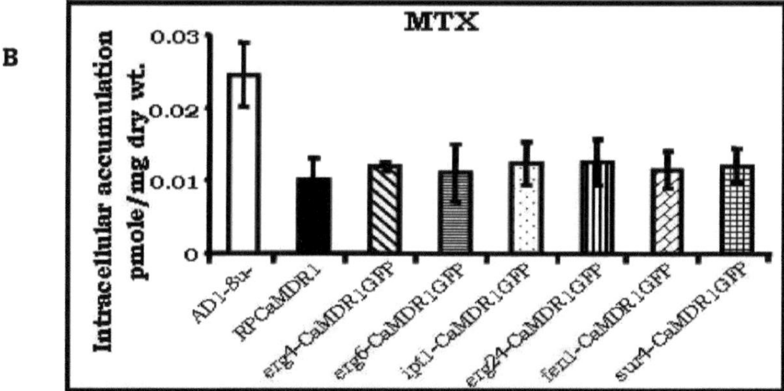

Figura. 31 Acumulação de ^{3}H-MTX e ^{3}H-FLC em RPCaMDR1-GFP e mutantes lipídicos que expressam CaMdr1p-GFP. Acumulação de **(A)** ^{3}H-FLC e, **(B)** ^{3}H-MTX nos mutantes de esfingolípidos *Δsur4, Δfen1* e*Δipt1* e nos mutantes de ergosterol *Δerg6, Δerg24* e*Δerg4* que expressam CaMdr1p-GFP. Os valores apresentados são 10 minutos após o início do transporte. Os resultados são a média± SD de três experiências independentes.

As figuras 30 e 31 mostram que, em comparação com as células hospedeiras (AD1-8u⁻), a acumulação de ^{3}H-MTX e ^{3}H-FLC foi consideravelmente reduzida (mais efluxo) nas células que exprimem as proteínas marcadas Cdr1p-GFP e CaMdr1p-GFP.

Examinámos a atividade de efluxo da Cdr1p-GFP nos mutantes lipídicos nulos, medindo a acumulação de substratos de fármacos em células que expressam a Cdr1p-GFP, nomeadamente: *Δsur4*/CDR1-GFP, *Δfen1*/CDR1-GFP, *Δerg6*/CDR1-GFP, *Δerg24*/CDR1-GFP *Δipt1*/CDR1-GFP and *Δerg4*/CDR1-GFP. A acumulação foi significativamente aumentada (diminuição do efluxo) para o FLC (entre 24 e 57%) e para o MTX (entre 13 e 35%), quando comparada com a acumulação destes fármacos em células normais que expressam Cdr1p-GFP (figuras 30A e B, respetivamente). Em comparação, a CaMdr1p-GFP, quando expressa nos mesmos contextos, não apresentou diferenças significativas na sua capacidade de efluxo de ambos os fármacos (figuras 31A e B).

3.3.2.5 O desequilíbrio lipídico causou um defeito de recrutamento seletivo de Cdr1p-GFP.

Examinámos também o efeito das alterações lipídicas na localização de Cdr1p-GFP no MP. Os resultados do Immunoblot demonstraram que, entre CaMdr1p e Cdr1p, a expressão deste último no PM foi consideravelmente reduzida na maioria dos ergosterol(*Δerg6*/CDR1-GFP e*Δerg24*/CDR1-GFP, e

Δ*erg4*/CDR1-GFP) e mutantes nulos de esfingolípidos (Δ*sur4*/CDR1-GFP, Δ*fen1*/CDR1-GFP, e Δ*ipt1*/CDR1-GFP), em comparação com células de controlo expressando Cdr1p-GFP (figura 32 A). As imagens confocais de Cdr1p-GFP nos mutantes nulos também mostraram uma localização superficial deficiente, como é evidente pela ausência de uma aparência de aro total na periferia da célula e pela fluorescência de GFP retida no interior das células, observada em todos os mutantes (figura 32 B, C e D, painel superior). Os resultados obtidos a partir de análises FACS também mostraram uma redução da fluorescência total, o que foi consistente com o immunoblot e a confirmação confocal da fraca expressão de Cdr1p no PM (figura 32 C e D, painel inferior). Curiosamente, tal não foi o caso com os mutantes lipídicos que expressam CaMdr1p-GFP. A expressão e a localização de CaMdr1p não foram afectadas em fundos lipídicos alterados (figura 33 A-D).

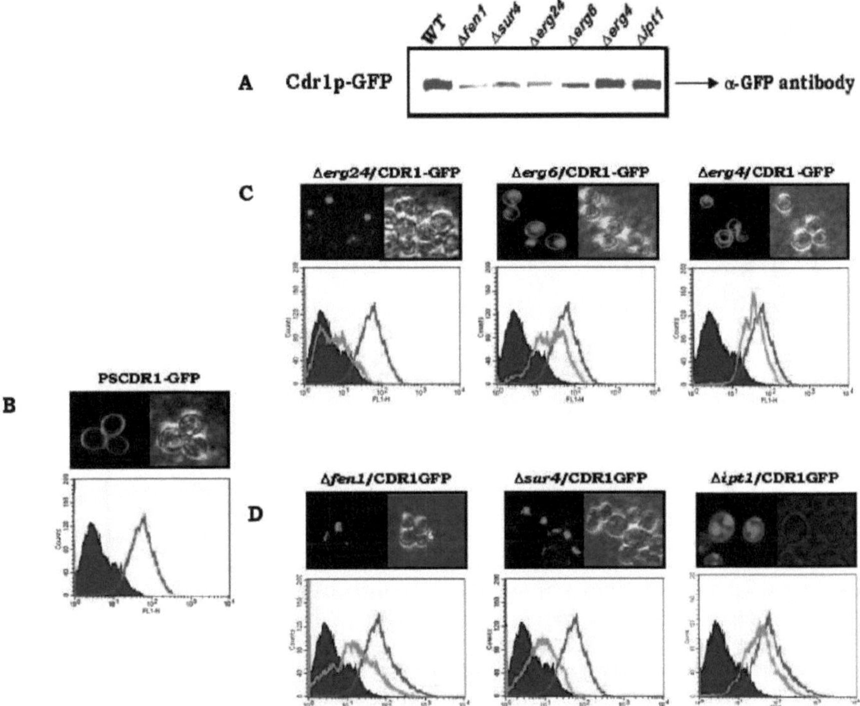

Figura. 32(A) Imunodetecção de Cdr1p no PM de estirpes: PSCDR1-GFP e mutantes lipídicos que expressam Cdr1p-GFP com o anticorpo monoclonal α-GFP e, **(B)** Imagens de fluorescência (painel superior) por microscópio confocal mostrando a localização membranar de Cdr1p-GFP. Citometria de fluxo (painel inferior) de *S. cerevisiae* que expressa Cdr1p-GFP e mutantes lipídicos que expressam *CDR1* marcado com GFP. O histograma derivado do programa de busca de células representa as intensidades totais de fluorescência de AD1-8u⁻ (controlo) (área preenchida a púrpura), PSCDR1-GFP (linha rosa sólida) para cada painel, e a outra linha extra (verde sólida) representa a da respectiva variante mutante lipídica que expressa Cdr1p-GFP.

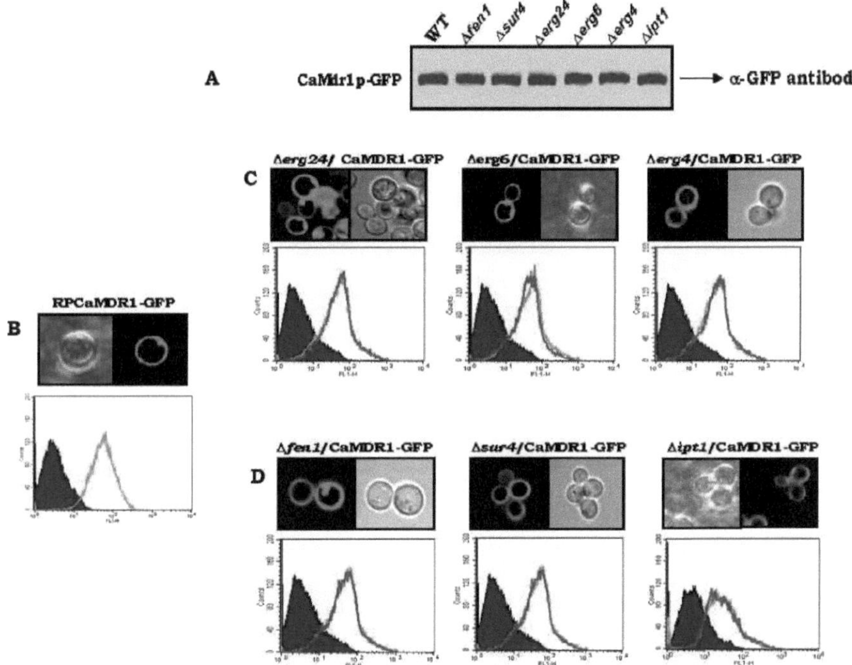

Figura. 33 **(A)** Imunodetecção de CaMdr1p na MP de estirpes: RPCaMDR1- GFP e mutantes lipídicos que expressam CaMdr1p-GFP comα-GFP monoclonal anticorpo. **(B)** Imagens de fluorescência (painel superior) por microscópio confocal mostrando a localização membranar de CaMdr1p-GFP. Citometria de fluxo (painel inferior) de *S. cerevisiae* que exprime CaMdr1p-GFP e mutantes lipídicos que exprimem *CaMDR1* marcado com GFP. O histograma derivado do programa de busca de células representa as intensidades totais de fluorescência de AD1-8u$^-$ (controlo) (área preenchida a púrpura), RPCaMDR1-GFP (linha verde sólida) para cada painel, e a outra linha extra (rosa sólida) representa a da respectiva variante mutante lipídica que expressa CaMdr1p-GFP.

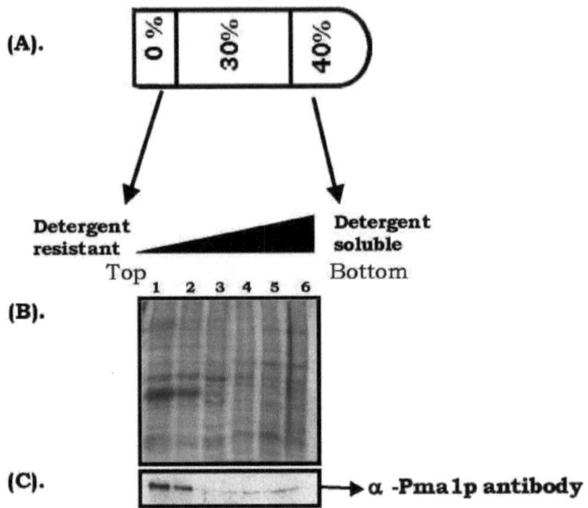

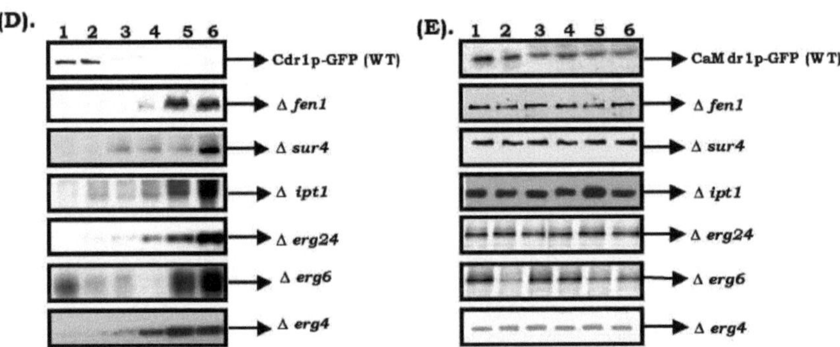

Figura. 34 Isolamento de DRM's de levedura. **(A)** Esquema do gradiente, ilustrando a concentração de OPTIPREP® em cada passo. **(B)** Proteínas isoladas de seis fracções do gradiente, separadas por SDS-PAGE. **(C)** Immunoblot de Pma1p com anticorpo policlonal a-Pma1p para confirmar a preparação da jangada. **(D)** Immunoblot de fracções de gradiente de Cdr1p com o anticorpo monoclonal α-GFP no tipo selvagem (painel superior), mutantes de esfingolípidos -Δ*sur4*, Δ*fen1* and Δ*ipt1* e mutantes de ergosterol - Δ*erg6*, Δ*erg24* or Δ*erg4*. **(E)** Immunoblot de fracções de gradiente de CaMdr1p com o anticorpo monoclonal α-GFP no tipo selvagem (painel superior), mutantes de esfingolípidos -Δ*sur4*, Δ*fen1* e Δ*ipt1* e mutantes de ergosterol - Δ*erg6*,Δ*erg24* and Δ*erg4*.

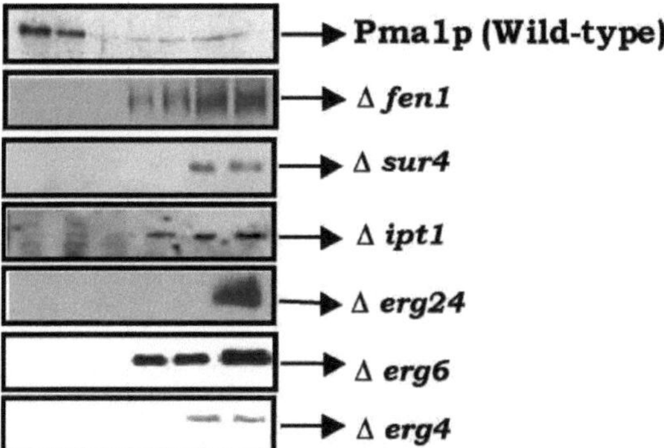

Figura 35. Immunoblot de fracções de gradiente de Pma1p com anticorpo policlonal a-PMA1 no tipo selvagem (painel superior), mutantes de esfingolípidos -Δ*sur4*, Δ*fen1* eΔ*ipt1* e ergosterol mutantes-Δ*erg6*, Δ*erg24* and Δ*erg4*.

3.3.2.6 O Cdr1p está localizado em balsas de membrana.

O ergosterol e os esfingolípidos são os principais constituintes das jangadas lipídicas, também designadas por DRMs devido à sua propriedade de serem resistentes à solublização quando tratadas com detergentes não iónicos a baixa temperatura (Bagnat *et al.*, 2001; Bagnat *et al.*, 2000). Uma vez que observámos que a Cdr1p é mal localizada após desequilíbrios nos constituintes lipídicos das jangadas, verificámos se a Cdr1p está associada a estas DRM discretas. Para tal, isolámos as jangadas membranares pelo método de insolubilidade em detergente utilizando o detergente não iónico Triton X-100, tal como descrito em Materiais e Métodos (Bagnat *et al.*, 2000; Denny *et al.*, 2001; Malinska *et al.*, 2003; Mongrand *et al.*, 2004). Utilizámos o OPTIPREP, para formações de gradiente em que os DRM constituem geralmente as duas fracções superiores, quando são tomadas seis fracções iguais de cima para baixo (Denny *et al.*, 2001; Malinska *et al.*, 2003) (figura 34 A). A análise por imunotransferência com o anticorpo a-GFP da fração DRM mostrou claramente a presença de Cdr1p nas duas fracções superiores das jangadas flutuantes (figura 34 D, primeiro painel). A preparação das jangadas foi verificada através de uma nova análise da imunotransferência com o anticorpo a-Pma1p (figura 34 C), que é um marcador positivo para as proteínas das jangadas (Bagnat *et al*, 2000; Gong e Chang, 2001).

Curiosamente, a distribuição caraterística de Cdr1p nas DRMs perdeu-se em todos os mutantes lipídicos (figura 34 D). O transportador MFS, CaMdr1p, por outro lado, não estava exclusivamente presente nas fracções de jangada, mas estava distribuído uniformemente em todas as fracções. Este padrão de distribuição do CaMdr1p não foi afetado pelas perturbações lipídicas (figura 34 E).

3.3.3 Discussão

O Cdr1p, um transportador ABC e o CaMdr1p, um transportador MFS de múltiplos fármacos, foram implicados na resistência adquirida a múltiplos fármacos encontrada em isolados clínicos *de C. albicans*. Curiosamente, ambas as proteínas da bomba têm funções idênticas (extrusão de fármacos), mas diferem mecanicamente uma da outra. Enquanto a Cdr1p associa a hidrólise direta do ATP ao efluxo do fármaco, a CaMdr1p consegue-o utilizando o gradiente de protões da célula. No entanto, o nosso trabalho recente sugere que as duas proteínas de efluxo de fármacos também têm outro nível de diferença. Observámos que o funcionamento da Cdr1p é sensível aos desequilíbrios lipídicos da membrana (Kohli *et al.*, 2002; Mukhopadhyay *et al.*, 2002; Mukhopadhyay *et al.*, 2004, Smriti *et al.*, 1999).

Neste estudo, analisámos e comparámos sistematicamente a dependência lipídica das duas proteínas transportadoras de múltiplos fármacos. Para tal, sobre-expressámos ambas as proteínas num hospedeiro heterólogo comum, *S. cerevisiae*, como versões marcadas com GFP, em que a expressão de *CDR1* e *CaMDR1* foi impulsionada pelo promotor *PDR5*, num contexto *pdr1-3* (alelo hiperativo de Pdr1p). Neste contexto, três conjuntos de genes das vias de biossíntese do ergosterol (Δ*erg6*, Δ*erg24* or Δ*erg4*) e do esfingolípido (Δ*sur4*, Δ*fen1* or Δ*ipt1*) foram interrompidas. Os nossos resultados mostraram que as células que expressam Cdr1p, em mutantes lipídicos (defeituosos na biossíntese de esfingolípidos ou de ergosterol), se tornaram sensíveis aos fármacos testados, o que também foi evidente pelo seu efluxo anulado de substratos de fármacos. Aparentemente, o desequilíbrio lipídico levou a uma desordem no tráfico e à má localização da Cdr1p, uma vez que as imagens confocais revelaram que a proteína fluorescente ficou presa no interior da célula e, como resultado, perdeu-se o aspeto normal da Cdr1-GFP, tanto no contexto dos mutantes de ergosterol como de esfingolípidos. Em comparação, as células que expressam CaMdr1p no mesmo contexto de mutação lipídica permaneceram adequadamente localizadas na superfície, mostraram-se resistentes a fármacos e apresentaram efluxo inalterado de substratos de fármacos. Assim, tanto o ergosterol como os esfingolípidos, constituintes principais dos microdomínios laterais da membrana, foram considerados importantes para a localização e funcionamento da Cdr1p. O nosso estudo demonstra, pela primeira vez, que a Cdr1p está exclusivamente localizada em DRMs ricos em ergosterol e esfingolípidos. Qualquer desequilíbrio em qualquer um dos dois constituintes lipídicos da jangada resulta na dissociação da Cdr1p destes microdomínios. É interessante notar que o transportador MFS, CaMdr1p, não se encontrava exclusivamente nos domínios DRM. Além disso, qualquer desequilíbrio lipídico também não afectou a sua localização e função à superfície.

Uma análise proteómica recente de DRMs de *C. albicans* identificou 29 proteínas localizadas em jangadas de membrana (Insenser *et al.*, 2006). Nesse estudo, a Cdr1p não foi detectada nas DRMs, o que pode ter sido devido ao baixo nível de expressão da Cdr1p no isolado de laboratório SC5314. Algumas outras proteínas de jangada conhecidas, incluindo a permease de aminoácidos Fur4p, Tat2p e os transportadores Can1p e Nce2p, também não foram detectadas nesse estudo (Insenser *et al*, 2006). A expressão da proteína em meio heterólogo

provavelmente não afecta as associações de jangada, uma vez que a Hup1p de *Chlorella kessleri*, que existe exclusivamente em jangada, quando expressa em *S. cerevisiae*, ainda manteve a sua propriedade de estar localizada nos microdomínios DRM (Grossman *et al.*, 2006).

Curiosamente, apenas algumas proteínas estão localizadas nas DRMs. A PM-ATPase da levedura é um exemplo disso, que se encontra exclusivamente nas jangadas. A oligomerização da Pma1p tem sido associada à composição lipídica da membrana, uma vez que, em células com depleção de ceramida, a Pma1p permanece monomérica (Lee *et al.*, 2002). O nosso presente estudo também confirmou que, à semelhança da Cdr1p, a proteína PM-ATPase está localizada no interior de jangadas e é mal orientada em ambientes com mutações lipídicas (figura 35). Embora pareça lógico que as proteínas geradoras de protões (Pma1p) e utilizadoras (CaMdr1p) residam nos mesmos domínios laterais da membrana, demonstramos que não é esse o caso e que, aparentemente, não é obrigatório um acoplamento estreito entre a Pma1p geradora de PMF e a CaMdr1p dissipadora de PMF.

A associação de determinadas proteínas nos domínios das jangadas surgiu como um importante regulador da transdução de sinais, da seleção intracelular polarizada de proteínas e membranas, da reorganização do citoesqueleto e da entrada de organismos infecciosos nas células vivas (Brooker e Goswitz, 1993). Em *C. albicans*, as proteínas ancoradas em GPI Eap1p, Dfg5p e Phr1p estão presentes em DRMs e são conhecidas por estarem envolvidas na adesão a células epiteliais, virulência e crescimento adequado de hifas (Martin e Konopka, 2004). A Gas1p de *S. cerevisiae*, envolvida na biogénese da parede celular, é uma proteína conhecida da jangada lipídica (Bagnat *et al.*, 2000; Bagnat e Simons, 2002; Martin e Konopka, 2004). O significado funcional da compartimentação PM é evidente pela distribuição de proteínas em células *Schizosaccharomyces pombe* e *S. cerevisiae* polarizadas e induzidas pelo acasalamento, que albergam apenas as proteínas na ponta do shmoo que são necessárias para o acasalamento (Bagnat e Simons, 2002; Wachtler *et al.*, 2003). As pontas hifais de *C. albicans* também apresentam domínios enriquecidos com ergosterol, o que pode ser indicativo de agrupamento de DRMs na sua ponta em crescimento (Martin e Konopka, 2004). Observámos anteriormente que *o CDR1* é altamente expresso durante o desenvolvimento hifal em células de *C. albicans* (Dogra *et al.*, 1999). Com este pano de fundo, é tentador especular que, se Cdr1p também está localizado em pontas de hifas em crescimento, então também pode ter um papel na morfogénese de *Candida*. Talvez não seja fora de contexto mencionar que a maioria dos factores de transcrição que regulam a morfogénese *de C. albicans* também regulam a expressão *de CDR1* (Murad *et al.*, 2001).

A importância das jangadas nas funções celulares da levedura está a começar a emergir.

A forma como as células *de Candida* utilizam as jangadas como centro de sinalização continua por examinar.

RESUMO

A Candida albicans é um fungo diploide oportunista que causa infecções em doentes imunocomprometidos e debilitados (Odds, 1988). A utilização generalizada e prolongada de azóis nos últimos anos levou ao rápido desenvolvimento do fenómeno da resistência aos azóis, que representa uma grande ameaça para a terapia antifúngica (Calderone, 2002; White *et al.*, 1998). Foram implicados em *Candida* vários mecanismos que contribuem para o desenvolvimento da resistência aos azóis, tais como a sobreexpressão ou mutações na enzima-alvo dos azóis, a lanosterol 14a-desmetilase, bem como a sobreexpressão de bombas de efluxo de fármacos que codificam genes pertencentes à ATP- Binding Cassette (ABC), nomeadamente *CDR1, CDR2* e à Major Facilitator Superfamilies of transporters (MFS), ou seja, *MDR1* (Kohli *et al.*, 2002; Odds, 1988; White, 1998)

Com base em vários estudos, verificou-se uma interação estreita entre os lípidos da membrana e as proteínas da bomba de extrusão de fármacos (Mukhopadhyay *et al.*, 2004; Prasad *et al.*, 2005; Kaur e Bachhawat, 1999). Foi demonstrado por nós e por outros que a ação dos antifúngicos é modulada por uma modificação subtil da composição lipídica da membrana (Hitchcock, 1993; Kohli *et al.*, 2002; Loffler *et al.*, 2000; Mukhopadhyay *et al.*, 2002). Os isolados clínicos e adaptados resistentes aos azóis de *C. albicans* também apresentam composições alteradas de fosfolípidos e esteróis da membrana (Kohli *et al.*, 2002; Loffler *et al.*, 2000).

As membranas biológicas são conjuntos organizados de lípidos e proteínas com pequenas quantidades de hidratos de carbono, que regulam a composição do meio intracelular, controlando o fluxo de nutrientes, produtos residuais, iões, etc., para dentro e para fora da célula, através de bombas incorporadas na membrana que transportam substâncias específicas contra um gradiente eletroquímico. Os principais componentes lipídicos da membrana da levedura são a) ácidos gordos de cadeia longa saturados e insaturados, b) triacilgliceróis (triésteres de ácidos gordos do glicerol), c) glicerofosfolípidos (ou fosfoglicéridos) que consistem em fosfolípidos como o ácido fosfatídico, a fosfatidiletanolamina, fosfatidiletanolamina, fosfatidilserina, fosfatidilinositol, fosfatidilglicerol e difosfatidilglicerol (cardiolipinas), d) esfingolípidos (derivados C18 da esfingosina e da dihidroesfingosina) e e) ergosterol (esterol de membrana C27, com um grupo C3-OH e uma ligação dupla C7 a C8. A alteração do grau de insaturação, do comprimento da cadeia de carbono, da distribuição posicional dos acil-lípidos e a alteração da composição dos lípidos da membrana contribuem para o estado físico da membrana e, por conseguinte, alteram a fluidez da membrana através da alteração da ordem da membrana. A ordem da membrana pode ser alterada através da manipulação dos níveis de ergosterol, fosfolípidos, esfingolípidos ou ácidos gordos.

As proteínas da bomba de efluxo da cassete de ligação ao ATP (ABC) e da superfamília de transportadores Major Facilitator (MFS) são exportadores comuns de fármacos estruturalmente não relacionados em *Candida albicans*. Enquanto os transportadores ABC utilizam a energia derivada da hidrólise do ATP para alimentar o efluxo, os transportadores MFS utilizam o gradiente de protões através da membrana plasmática para a extrusão de fármacos. Evidências recentes sugerem que as actividades das proteínas da bomba de efluxo da levedura, particularmente as que pertencem à suprfamília ABC, são influenciadas por modificações subtis na composição lipídica da membrana (Mukhopadhyay *et al.*, 2004; Prasad *et al.*, 2005; Kaur e Bachhawat, 1999). Por exemplo, tanto a Cdrlp de *C. albicans* como a Pdr5p de *S. cerevisiae*, da superfamília ABC, são sensíveis a flutuações no ambiente lipídico, o que afecta as funções selectivas mediadas por estas bombas de extrusão de fármacos (Mukhopadhyay *et al.*, 2004; Prasad *et al.*, 2005; Kaur e Bachhawat, 1999). Assim, as bombas de extrusão de fármacos são sensíveis à natureza e ao estado físico dos lípidos circundantes (Mukhopadhyay *et al.*, 2004; Prasad *et al.*, 2005; Kaur e Bachhawat, 1999).

Existem amplas evidências que sugerem que as alterações associadas na composição lipídica da membrana (fosfolípido/ergosterol), a sua ordem (fluidez) e assimetria são determinantes importantes da suscetibilidade aos medicamentos nas células de levedura (Mukhopadhyay *et al.*, 2004; Kaur e Bachhawat, 1999). Por exemplo, as flutuações no nível de esterol resultam particularmente na desestabilização da membrana e na diminuição da resistência aos medicamentos das células de levedura (Mukhopadhyay, 2004; Prasad, 2005). Foi interessante porque, nas linhas celulares cancerosas, a sobreexpressão da *Pgp/MDR1* humana, um homólogo das proteínas ABC da levedura, está invariavelmente associada ao desenvolvimento de resistência aos medicamentos, que tem sido a principal causa de insucesso da quimioterapia do cancro, e a *Pgp/MDR1* humana está predominantemente localizada em domínios da membrana plasmática enriquecidos com colesterol (esterol de mamífero) e a depleção de colesterol prejudica o transporte de medicamentos de uma forma específica do substrato e do tipo de célula (Demeule, 2000). Também se observa que a *Pgp/MDR1* humana contribui para estabilizar os microdomínios ricos em colesterol, mediando a redistribuição do colesterol na membrana celular (Garrigues *et al.*, 2002).

Estas observações adquirem significado se considerarmos relatórios recentes, que confirmam a existência de microdomínios de membrana discretos também em leveduras (jangadas lipídicas), predominantemente compostos por esfingolípidos e esteróis, dentro da bicamada lipídica (Martin e Konopka, 2004; Wachtler *et al.*, 2003). Investigações recentes confirmam uma correlação entre a suscetibilidade aos medicamentos e uma composição alterada da membrana (Mukhopadhyay *et al.*, 2004; Kaur e Bachhawat, 1999). Em conjunto, parece que os esfingolípidos e os esteróis da membrana, enquanto componentes individuais, bem como as suas interações mútuas, são fundamentais para afetar o funcionamento das proteínas da bomba de efluxo de fármacos.

Os esfingolípidos membranares e o ergosterol são um subconjunto importante de lípidos, que fazem parte de domínios distintos conhecidos como jangadas membranares em vários organismos, incluindo as leveduras (Mukhopadhyay *et al.*, 2004; Prasad *et al.*, 2005; Kaur, 1999). Estas jangadas albergam várias proteínas com funções diversas em processos celulares como a transdução de sinais, o tráfico de membranas, a triagem de lípidos e proteínas e até receptores para certos agentes patogénicos (Pike *et al*, 2005; Becher e Mcllhinney, 2005). A presença de jangadas oferece uma plataforma para a célula que favorece as interações entre diferentes parceiros de cascatas metabólicas, garantindo a sua eficiência. Uma disposição relativamente compacta das moléculas lipídicas no interior das jangadas torna-as resistentes ao tratamento por certos detergentes em condições específicas. A existência de jangadas adquiriu importância no domínio da MDR quando se descobriu que 24-40% da *MDR1/* Pgp humana estão presentes nestes domínios da membrana plasmática resistentes aos detergentes (Bacso *et al.*, 2004). Recentemente, a presença de jangadas lipídicas foi associada ao crescimento de hifas em *C. albicans* (Martin e Konopka, 2004). Na levedura, os "shmoos" de projeção das pontas de acasalamento são enriquecidos com estes microdomínios (Dustin, 2002). A presença destes domínios nos shmoos é necessária para interações específicas entre vários parceiros de acasalamento ou com qualquer outro processo em que seja necessária a fusão célula-célula (Dustin, 2002).

Embora a relação entre os lípidos da membrana e o seu impacto nos transportadores de fármacos tenha sido parcialmente avaliada em sistemas de mamíferos, essa correlação nas leveduras só agora começa a ser percebida.

- Neste estudo, examinámos a relevância funcional da composição da membrana e da resistência aos medicamentos na levedura patogénica *Candida albicans*. A composição lipídica da membrana foi manipulada através da disrupção dos genes da via biossintética do ergosterol e foi examinada a relevância desta composição lipídica alterada na resistência aos medicamentos e na morfogénese. Interrompemos o gene *ERG1* da *Candida albicans*, que codifica a esqualeno epoxidase (EC 1.14.99.7) e catalisa o primeiro passo na biossíntese do ergosterol. Uma vez que a disrupção de ambos os alelos de *ERG1* era letal, o segundo alelo de um disruptor heterozigótico foi colocado sob o controlo de um promotor regulável, *MET3p*, que é reprimido por metionina e cisteína. Este desequilíbrio na composição de esteróis levou a defeitos de crescimento e a um aumento da sensibilidade a medicamentos, incluindo fluconazol, cetoconazol, ciclohexímida, nistatina, anfotericina B e terbinafina. A maior suscetibilidade aos fármacos demonstrada pelos mutantes *erg* é atribuída a uma maior fluidez da membrana, o que leva a uma maior difusão passiva das moléculas dos fármacos através da membrana plasmática. A falta de ergosterol nos mutantes *erg* pode também desestabilizar ou perturbar os microdomínios ricos em ergosterol, afectando assim a organização da membrana e a função das proteínas de exportação de fármacos localizadas preferencialmente nestes domínios.
- Verificou-se também que a reduzida atividade de efluxo de fármacos do mutante *erg1* estava associada à fraca localização superficial de Cdr1p, sugerindo que a difusão passiva melhorada e o efluxo reduzido mediado pelo transportador ABC (ATP Binding Cassette) Cdr1p aumentam a sensibilidade aos fármacos. Em conjunto, os nossos resultados demonstram que a ausência de ergosterol, que é um dos constituintes dos microdomínios membranares (jangadas), tem um efeito direto na suscetibilidade aos medicamentos e na morfogénese de *C. albicans*.
- O mutante Erg1 não conseguiu formar hifas. O defeito morfogénico observado quando a composição do ergosterol foi alterada está de acordo com relatórios recentes que sugerem o envolvimento de microdomínios enriquecidos com esteróis e esfingolípidos na morfogénese hifal em *C. albicans*, em que a polarização dos lípidos da membrana parece contribuir para a capacidade deste agente patogénico de crescer de forma altamente polarizada para formar hifas (Martin e Konopka, 2004). Isto sugere que a morfogénese hifal pode ser um novo alvo para novos antifúngicos e, consequentemente, para a virulência de *C. albicans*.

A facilidade com que foi possível marcar a composição lipídica da *Candida albicans* levou-nos a explorar o papel dos lípidos de membrana na fisiologia celular, nomeadamente na suscetibilidade a medicamentos deste agente patogénico.

- Clonámos e sobre-expressámos o transportador de múltiplos fármacos CaMdr1p de MFS, como uma proteína marcada com GFP, para mostrar a sua capacidade de extrusão de substratos de fármacos. A extrusão de fármacos foi sensível ao pH, aos inibidores de energia e apresentou uma especificidade selectiva em relação ao substrato. Em conjunto, neste estudo estabelecemos que a MFS CaMdr1p de *C. albicans* funciona como antiporte de fármaco/H^+.

- O CaMdr1p tem um motivo único e conservado de "antiporte", também designado por "motivo C", [G(X)6G(X)3GP(X)2GP(X)2G] no seu segmento transmembranar 5 (TMS 5).

A varredura de alanina de todos os aminoácidos do TMS 5 por mutagénese dirigida ao local realçou a importância do motivo, bem como de outros resíduos do TMS 5, no transporte de fármacos. O elevado grau de conservação no TMS 5, juntamente com os dados mutacionais, confirma fortemente que o motivo [G(X)6G(X)3G(X)3GP(X)2G] é essencial para o transporte do fármaco/H^+. A projeção da roda helicoidal putativa mostra o agrupamento de resíduos funcionalmente críticos num dos lados, apoiando assim uma natureza assimétrica do TMS 5. A colocação de resíduos críticos, que são típicos dos transportadores fúngicos, sugere diferenças estruturais e funcionais entre os transportadores de fármacos MFS e o TMS 5 é provavelmente importante para a atividade da proteína e não para a ligação ao fármaco.

- Comparámos o efeito da alteração da composição lipídica da membrana na atividade e localização de dois transportadores de fármacos da membrana plasmática de diferentes super famílias da levedura patogénica *Candida albicans*. Para o efeito, tanto a Cdr1p como a CaMdr1p foram sobreexpressas como proteínas marcadas com GFP num hospedeiro heterólogo *S. cerevisiae*, onde a biossíntese de esfingolípidos (Δ *sur4* ouΔ *fenl* ouΔ *iptl*) ou de ergosterol (Δ *erg24* ouΔ *erg6* ouΔ *erg4*) foi comprometida. A Cdr1p-GFP, quando expressa nos mutantes acima referidos, não foi corretamente direcionada para as membranas plasmáticas (PM), o que resultou numa resistência aos medicamentos gravemente comprometida. Em contraste, a CaMdr1p-GFP não apresentava qualquer defeito de seleção e, por conseguinte, permanecia corretamente localizada à superfície e funcional em qualquer um dos contextos mutantes.
- Demonstramos que, em comparação com um transportador de múltiplos fármacos MFS CaMdr1p, um transportador ABC Cdr1p de *C. albicans*, está preferencialmente localizado dentro de microdomínios de membrana resistentes a detergentes (DRM) denominados "jangadas" e que qualquer desequilíbrio nos constituintes lipídicos da jangada resulta na falta de transporte de Cdr1p.

Em conjunto, o resultado apresentado na tese estabelece claramente que a composição lipídica não pode ser ignorada quando se considera a suscetibilidade aos medicamentos e a morfogénese deste agente patogénico. Isto abriria caminho para uma investigação mais aprofundada, caso os processos dependentes de lípidos possam tornar-se potenciais novos alvos para uma nova classe de agentes antifúngicos.

Referências

Aaron KE, Pierson CA, Lees D, Bard M (2001) O gene *ERG26* de *Candida albicans* que codifica a C-3 esterol desidrogenase (C-4 descarboxilase) é essencial para o crescimento. FEMS Yeast Res 1:93-101

Ambudkar SV, Dey S, Hrycyna CA, Ramachandran M, Pastan I, Gottesman MM (1999) Biochemical, cellular, and pharmacological aspects of the multidrug transporter. Ann Rev Pharmacol Toxicol 39:361-398

Ansari S, Gupta P, Mahanty SK, Prasad R (1993) The uptake of amino acids by *erg* mutants of *Candida albicans*. J Med Vet Mycol 31:377-386

Arthington-Skaggs B, Lee-Yang W, Ciblak MA, Frade JP, Brandt ME, Hajjeh RA, Harrison LH, Sofair AN, Warnock DW (2002) Comparação de métodos visuais e espectrofotométricos de determinação do ponto final da CIM por microdiluição em caldo e avaliação de um método de quantificação de esteróis para testes de suscetibilidade in vitro de fluconazol e itraconazol contra espécies *de Candida* com e sem tendência para a fuga. Antimicrob Agents Chemother 46:2477-2481

Arthington-Skaggs BA, Jradi H, Desai T, Morrison CJ (1999) Quantitation of ergosterol content: novel method for determination of fluconazole susceptibility of *Candida albicans*. J Clin Microbiol 37:3332-3337

Asai K, Tsuchimori N, Okonogi K, Perfect JR, Gotoh O, Yoshida Y (1999) Formação de *Candida albicans* resistente aos azóis por mutação da esterol 14-demetilase P450. Antimicrob Agents Chemother 43:11631169

Bacso Z, Nagy H, Goda K, Bene L, Fenyvesi F, Matko J, e Szabo G. (2004). Associações de jangada e citoesqueleto de um transportador ABC: P-glicoproteína. Cytometry 61:105-116.

Bagnat M, Chang A, Simons K (2001) A ATPase de protões da membrana plasmática Pma1p requer a associação de jangadas para a entrega à superfície na levedura. Mol Biol Cell 12:4129-4138

Bagnat M, Keranen S, Shevchenko A, Shevchenko A, Simons K (2000) Lipid rafts function in biosynthetic delivery of proteins to the cell surface in yeast. Proc Natl Acad Sci USA 97:3254-3259

Bagnat M, Simons K (2002) Cell surface polarization during yeast mating. Proc Natl Acad Sci USA 99:14183-14188

Barrett-Bee K, Dixon G (2005) Inibição da biossíntese do ergosterol: um alvo para os agentes antifúngicos. Ata Biochem Polonica 42:465-480

Banerjee D, Pillai B, Karnani N, Mukhopadhyay G, Prasad R (2004) Genome-wide expression profile of steroid response in *Saccharomyces cerevisiae*. Biochem Biophys Res Commun 317:406-413

Baudin, A, Ozier-Kalogeropoulos O, Denouel A, Lacroute F, e Cullin C (1993). Um método simples e eficiente para a deleção direta de genes em *Saccharomyces cerevisiae*. Nucleic Acids Res 21:3329-3330

Becher A e McIlhinney R A (2005). Lípidos, jangadas e tráfego: Chapter 15 - Consequences of lipid raft association on G-protein- coupled recetor function. Biochem Soc Symp 72:151-164.

Ben-Yaacov R, Knoller S, Caldwell GA, Becker JM, Koltin Y (1994) O gene de *Candida albicans* que codifica a resistência ao benomil e ao metotrexato é um gene de multirresistência. Antimicrob Agents Chemother 38:648-652.

Biswas S, Roy M, Datta A (2003) A CaGAP1 induzida pela N-acetilglucosamina codifica uma permease geral de aminoácidos que coordena a resposta a fontes externas de azoto e a morfogénese em *Candida albicans*. Microbiologia 149:2597-2608

Blum H, Bier H, Gross HJ (1987) Melhor coloração com prata de proteínas vegetais, ARN e ADN em gel de poliacrilamida. Electrophoresis 8:93-99

Bocking T, Barrow KD, Netting AG, Chilcott TC, Coster HGL, Hofer M (2000) Effects of singlet oxygen on membrane sterols in the yeast *Saccharomyces cerevisiae*. Eur J Biochem 267:1607-1618

Bossche HV, Willemsens G, Marichal P (1987) *Anti-Candida* drugs- the biochemical basis for their activity. Crit Rev Microbiol 15:57-72

Braun BR, van het HM, d'Enfert C, Martchenko M, Dungan J, Kuo A, Inglis DO, Uhl MA, Hogues H, Berriman M, Lorenz M, Levitin A, Oberholzer U, Bachewich C, Harcus

D, Marcil A, Dignard D, Iouk T, Zito R, Frangeul L, Tekaia F, Rutherford K, Wang E, Munro CA, Bates S, Gow NA, Hoyer LL, Kohler G, Morschhauser J, Newport G, Znaidi S, Raymond M, Turcotte B, Sherlock G, Costanzo M, Ihmels J, Berman J, Sanglard D, Agabian N, Mitchell AP, Johnson AD, Whiteway M, Nantel A (2005) A human-curated annotation of the *Candida albicans* genome. PLoS Genet 1:36-57
Broco N, Tenreiro S, Viegas CA, Sa-Correja I (1999) O gene *FLR1* (ORFYBR008c) é necessário para a resistência ao benomil e ao metotrexato em *Saccharomyces cerevisiae* e a sua expressão induzida pelo benomil depende do regulador transcricional Pdr3. Levedura 15:1595-1608
Brooker R J, Goswitz V C (1993) Isolamento de mutantes da permease da lactose que reconhecem a arabinose. Memb Biochem 10:61-70
Calderone R A (2002) *Candida* and Candidiasis. ASM Press, Washington, D.C.
Care R S, Trevethick J, Binley K M, Sudbery P E (1999) The *MET3* promoter: a new tool for the *C. albicans* molecular genetics. Mol Microbiol 34:792-798
Debry P, Nash E A, Nekalson D W, Metherall J E (1997) Role of multidrug resistance P-glycoproteins in cholesterol esterification. J Biol Chem 272:1026-1031
Demeule M, Jodoin J, Gingras D, Beliveau R (2000) A glicoproteína-P está localizada em cavéolas em células resistentes e em capilares cerebrais. FEBS Lett 466:219-224
De RE, Arrigo P, Bellinzoni M, Silva PA, Martin C, Ainsa JA, Guglierame P, Riccardi G (2002) Os transportadores de múltiplos fármacos pertencentes à superfamília dos facilitadores principais em *Mycobacterium tuberculosis*. Mol. Med. 8:714-724
Decottignies A, Goffeau A (1997) Complete inventory of the yeast ABC proteins. Nat Genet 15:137-145
Demeule M, Jodoin J, Gingras D, Beliveau R (2000) A glicoproteína-P está localizada em cavéolas em células resistentes e em capilares cerebrais. FEBS Lett 466:219-224
Denny PW, Field MC, Smith DF (2001) Proteínas ancoradas em GPI e glicoconjugados segregam-se em jangadas lipídicas em Kinetoplastida. FEBS Lett 491:148-153
Dickson R C, Lester R L (1999a) Metabolismo e funções selecionadas dos esfingolípidos na levedura *Saccharomyces cerevisiae*. Biochim Biophys Ata 1438:305-321
Dickson RC, Lester R L (1999b) Yeast sphingolipids. Biochim Biophys Ata 1426:347-357
Dieterich C, Schander M, Noll M, Johannes F-J, Brunner H, Graeve T, Rupp S (2002) *In vitro* reconstructed human epithelia reveal contributions of *Candida albicans EFG1* and *CPH1* to adhesion and invasion. Microbiologia 148:497-506
Dogra S, Krishnamurthy S, Gupta V, Dixit BL, Gupta CM, Sanglard D, Prasad R (1999) Asymmetric assimétrica de fosfatidiletanolamina em *C. albicans*: possível mediação por *CDR1*, um transportador de múltiplos fármacos pertencente à superfamília da cassete de ligação ao ATP (ABC). Levedura 15:111-121
Dougherty D A (1996) Cation-pi interactions in chemistry and biology: a new view of benzene, Phe, Tyr, and Trp. Ciência 271:163168
Douglas CM, D'ipplolito JA, Shei GJ, Meinz M, Onishi J, Marrinan JA, Li W, Abruzzo GK, Flattery A, Bartizal K, Mitchell A, Kurtz MB (1997) Identificação do gene FKS1 de *Candida albicans* como alvo essencial dos inibidores da 1,3 -b-D-glucansintase. Antimicrob Agents Chemother 41:2471-2479
Dupre S, Tsapis R H (2003) Raft partioning of the yeast Uracil permease during trafficking along the endocytic pathway. Traffic 4:8396
Dustin, M. L. (2002). Shmoos, rafts, and uropods- the many facets of cell polarity. Célula 110:13-18.
Ernst JF, Schmidt A (2000) Dimorphism in Human pathogenic and apathogenic yeasts (Dimorfismo em leveduras humanas patogénicas e apatogénicas). Karger, Suíça.
Espinel-Ingroff A (2001) Actividades fungicidas *in vitro* do voriconazol, itraconazol e anfotericina B contra fungos oportunistas moniliácos e dematiáceos. J Clin Microbiol 39:954-958
Espinell-Ingroff A, Barchiesi F, Hazen KC, Martinez-Suarez JV, Scalise G (1998) Standardization of antifungal susceptibility testing and clinical relevance. Med Mycol 36:68-78
Favre B, Didmon M, Ryder N S (1999) Multiple amino acid substitutions in lanosterol 14a-demethylase contribute to azole resistance in *Candida albicans*. Microbiologia 145:2715-2725

Favre G, Ryder NS (1997) Clonagem e expressão da *Squalene epoxidase* da levedura patogénica *Candida albicans*. Gene 189:119-126
Ferte J (2000) Análise das relações emaranhadas entre a resistência a fármacos mutlidireccionais mediada pela glicoproteína P e a fase lipídica da membrana celular. Eur J Biochem 267:277-294
Fling ME, Kopf J, Tamarkin A, Gorman JA, Smith HA, Koltin Y (1991) Análise de um gene *de Candida albicans* que codifica um novo mecanismo de resistência ao benomil e ao metotrexato. Mol Gen Genet 227:318-329
Fonzi WA, Irwin MY (1993) Construção de estirpes isogénicas e mapeamento de genes em *Candida albicans*. Genética 134:717-728
Fujihira E, Kimura T, Shiina Y, Yamaguchi A (1996) Os resíduos transmembranares de ácido glutâmico desempenham um papel essencial no antiporte metal-tetraciclina/H^+ de *Staphylococcus aureus*. FEBS Lett 391:243-246
Funato K, Vallee B, Riezman H (2002) Biosíntese e tráfico de esfingolípidos na levedura *Saccharomyces cerevisiae*. Biochemistry 41:15105-15114
Garrigues A, Escargueil AE, Orlowski S (2002) O transportador de múltiplos fármacos, P-glicoproteína, medeia ativamente o colesterol
redistribuição na membrana celular. Proc Natl Acad Sci USA 99:10347-10352
Gaur M, Choudhury D, Prasad R (2005) Inventário completo das proteínas ABC na levedura patogénica humana, *Candida albicans*. J Mol Microbiol Biotechnol 9:3-15
Geber A, Hitchcock CA, Swartz JE, Pullen FS, Marsden KE, Kwon-Chung KJ, Bennett JE (1995) Deleção dos genes *ERG3* e *ERG11 de Candida glabrata*: efeito na viabilidade celular, crescimento celular, composição de esteróis e suscetibilidade antifúngica. Antimicrob Agents Chemother 39:2708-2717
Ginn SL, Brown MH, Skurray RA (2000) The TetA(K) tetracycline/H(+) antiporter from *Staphylococcus aureus*: mutagenesis and functional analysis of motif C. J Bacteriol 182:1492-1498
Goldway M, Teff D, Schmidt R, Oppenheim AB, Koltin Y (1995) Multidrug resistance in *Candida albicans*: Perturbação do gene *Ben*^{r}. Antimicrob Agents Chemother 39:422-426
Gong X, Chang A (2001) Uma ATPase de membrana plasmática mutante, Pma1-10, é deficiente em termos de estabilidade na superfície celular da levedura. Proc Natl Acad Sci USA 98:9104-9109
Grossman, Opekarova M, Novakova L, Stolz J, Tanner W (2006) Lipid Raft-Based membrane compartmentation of a plant transporter protein expressed in *S. cerevisiae.* 5:945-953
Hallstrom TC, Lambert L, Schorling S, Balzi E, Goffeau A, Moye-Rowley WS (2001) Coordinate control of sphingolipid biosynthesis and multidrug resistance in *Saccharomyces cerevisiae*. J Biol Chem 276:23674-23680
Hebart JD, Lester RL, Dickson RC (2003) The Uracil transporter Fur4p asssociates with Lipid Rafts. J Biol Chem 278:3679-3686
Hiller D, Sanglard D, Morschhauser J (2006) A sobreexpressão do gene *MDR1* é suficiente para conferir uma maior resistência a compostos tóxicos em *Candida albicans*. Antimicrob Agents Chemother 50:1365-1371
Hinrichs JWJ, Klappe K, Hummel I, Kok JW (2004) ATP-binding Cassette transporters are enriched in non-caveolar detergent-insoluble glycosphingolipid-enriched membrane domains (DIGs) in human multidrug-resistant cancer cells. J Biol Chem 279:5734-5738
Hitchcock CA (1993) Resistência de *Candida albicans* aos azólicos
agentes antifúngicos. Biochem Soc Trans 21:1039-1047
Hitchcock CA, Barrett-Bee K, Russel NJ (1986) The lipid composition of azole-sensitive and azole-resistant strains of *Candida albicans*. J Gen Microbiol 132:2421-2431
Hitchcock CA, Barrett-Bee KJ, Russel NJ (1987a) The lipid composition and permeability to azole of an azole- and polyeneresistant mutant of *Candida albicans*. J Med Vet Mycol 25:29-37
Hitchcock CA, Russel NJ, Barrett-Bee KJ (1987b) Sterols in *Candida albicans* mutants resistant to polyene or azole antifungals, and of a double mutant *C. albicans*. CRC Crit Rev Microbiol 15:111115
Holzer KP, Hammes GG (1989) Clonagem e expressão da ATPase da membrana plasmática de levedura em Escherichia coli. J Biol Chem 264:14380-14395
Insenser, M., C. Nombela, G. Molero, e C. Gil . 2006. Análise proteómica de membranas

resistentes a detergentes de *Candida albicans*. Proteomics. 6:74-81.
Jha S, Karnani N, Lynn AM, Prasad R (2003) Covalent modification of cysteine 193 impairs ATPase function of nucleotide-binding domain of a *Candida* drug efflux pump. Biochem Biophys Res Commun 310:869-875
Jia N, Arthington Skaggs B, Lee W, Pierson C A, Lees N D, Eckstein J, Barbunch R, Bard M (2002) A esterol C-14 redutase *de C.albicans*, codificada pelo gene *ERG24*, como potencial sítio-alvo. Antimicrob Agents Chemother 46:947-957
Joseph-Horne T, Hollomon DW (1997) Molecular mechanisms of azole resistance in fungi. FEMS Microbiol Lett 149:1141-1149
Kaur R, Bachhawat AK (1999) A bomba de resistência a múltiplos fármacos da levedura, Pdr5p, confere uma resistência reduzida aos fármacos em mutantes *erg* de *Saccharomyces cerevisiae*. Microbiologia 145:809-818
Kelly SL, Lamb DC, Kelly DE, Loffler J, Einsele H (1996) Resistance to fluconazole and amphotericin in *Candida albicans* from AIDS patients. Lancet 348:1523-1524
Kelly R, Card D, Register E, Mazur P, Kelly T, Tanaka K-I, Onishi J, Williamson JM, Fan H, Satoh T, Kurtz M (2000)
Geranilgeraniltransferase I de *Candida albicans*: mutantes nulos ou inibidores da enzima produzem fenótipos inesperados. J Bacteriol 182:704-713
Kelly SL, Lamb DC, Kelly DE, Manning NJ, Loffler J, Hebart H, Schumacher U, Einsele H (1997) Resistência ao fluconazol e resistência cruzada à anfotericina B em *Candida albicans* de doentes com SIDA causada por uma dessaturação defeituosa do esterol 5,6. FEBS Lett 400:80-82
Kelly SL, Lamb DC, Taylor M, Corran AJ, Baldwin BC, Powderly WG (1994) Resistência à anfotericina B associada a uma isomerase de esterol delta 8-7 defeituosa numa estirpe de *Cryptococcus neoformans* de um doente com SIDA. FEMS Microbiol Lett 122:39-42
Kerridge (1985) The protoplast membrane and antifungal drugs. Fungal protoplasts: Applications in biochemistry and genetics. Marcel Deker, Nova Iorque, pp 135-169.
Kerridge D (1986) Mode of action of clinically important antifungal drugs. Adv Microb Physiol 27:1-72
Kerridge, Whelan WL (1984) The polyene macrolide antibiotics and 5 - fluorocytosine: molecular actions and interactions. Cambridge Univerisity Press, Cambridge, pp 343-375
Kimura T, Nakatani M, Kawabe T, Yamaguchi A (1998a) Roles of conserved arginine residues in the metal-tetracycline/H^+ antiporter of *Escherichia coli*. Bioquímica 37:5475-5480
Kimura T, Shiina Y, Sawai T, Yamaguchi A (1998b) Mutagénese de cisteínas em torno do segmento transmembranar III do antiporte de metal-tetraciclina/H^+ codificado por Tn10. J Biol Chem 273:5243-5247
Kimura T, Suzuki M, Sawai T, Yamaguchi A (1996) Determinação de um segmento transmembranar utilizando mutantes de varrimento de cisteína do transposão Tn10 codificado por metal-tetraciclina/H^+ antiporter.
Bioquímica 35:15896-15899
Kimura-Someya T, Iwaki S, Konishi S, Tamura N, Kubo Y, Yamaguchi A (2000) Mutagénese de varrimento de cisteína em torno dos segmentos transmembranares 1 e 11 e das suas regiões de laço flanqueadoras do antiporte de metal-tetraciclina/H^+ codificado por Tn10. J Biol Chem 275:18692-18697
Klobucnikova V, Kohut P, Leber R, Fuchsbichler S, Schweighofer N, Turnowsky F, Hapala I (2003) A resistência à terbinafina num mutante pleiotrópico de levedura é causada por uma mutação pontual única no gene *ERG1*. Biochem Biophys Res Commun 309:666-671
Kohli AK, Gupta V, Krishnamurthy S, Hasnain SE, Prasad R (2001) Specificity of drug transport mediated by *CaMDR1*: a major facilitator of *Candida albicans*. J Biosci 26:101-107
Kohli AK, Smriti M, Mukhopadhyay K, Prasad R (2002) A resistência de baixo nível *in vitro* aos azóis em *Candida albicans* está associada a alterações na fluidez e assimetria dos lípidos da membrana. Antimicrob Agents Chemother 46:1046-1052
Krishnamurthy S, Gupta V, Prasad R, Panwar SL, Prasad R (1998) Expressão de *CDR1*, um gene de resistência a múltiplos fármacos de *Candida albicans*: Ativação transcricional *in vitro* por choque térmico, fármacos e hormonas esteróides humanas. FEMS Microbiol Lett 160:191-197
Krishnamurthy S, Plaine A, Albert J, Prasad T, Prasad R, Ernst JF (2004) Funções

dependentes da dosagem da dessaturase de ácidos gordos Ole1p no crescimento e morfogénese de *Candida albicans*. Microbiologia 2004 150:1991-2003

Kurtz MB, Abruzzo G, Flattery A, Bartizal K, Marrinan JA, Li W, Milligan J, Nollstadt K, Douglas CM (1996) Characterisation of echinocandin-resistant mutants of *Candida albicans*: genetic, biochemical and virulence studies. Infec Immun 64:3244-3251

Laemmli UK (1970) Clivagem de proteínas estruturais durante a montagem da cabeça do bacetriófago T4. Natureza 227:680-685

Lavie Y, Fiucci G, Liscovitch M (1998) Up-regulation of caveolae and caveolar constituents in multi-drug-resistant cancer cells. J Biol Chem 273:32380-32383

Lavie Y, Liscovitch M (2001) Changes in lipid and protein constituents of rafts and caveolae in multidrug resistance cancer cells and their functional consequences. Glycoconjugate J 17:253-259

Leber R, Fuchsbichler S, Klobucnikova V, Schweighofer N, Pittres E, Wohlfarter K, Lederer M, Landl K, Ruckenstuhl C, Hapala I, Turnowsky F (2003) Molecular Mechanism of Terbinafine resistance in *S. cerevisiae*. Antimicrob Agents Chemother 47:3890-3900

Leber R, Landl K, Zinser E, Ahorn H, Spok A, Kohlwein SD, Turnowsky F, Daum G (1998) A localização dupla da Squalene epoxidase, Erg1p, na levedura reflecte uma relação entre o retículo endoplasmático e as partículas lipídicas. Mol Biol Cell 9:375-386

Lee MCS, Hamamoto S, Schekman R (2002) A biossíntese da ceramida é necessária para a formação do H oligomérico^{+} -ATPase Pma1p no retículo endoplasmático da levedura. J Biol Chem 277:22395-22401

Lees ND, Broughton MC, Sanglard D, Bard M (1990) Suscetibilidade aos azóis e formação de hifas num mutante de *Candida albicans* deficiente em citocromo-450. Antimicrob Agents Chemother 34(5)831836

Lehrach H, Diamond D, Wozney JM, Boedtker H (1977) RNA molecular weight determination by gel electrophoresis under denaturing conditions, a critical re-examination. Bioquímica 16:4743-4751

Lester RL, Dickson RC (1993) Sphingolipids with inositolphosphatecontaining head groups. Adv Lipid Res 26:253-274

Liscovitch M, Lavie Y (2000) Multidrug resistance: a role for cholesterol efflux pathways ? Tendências Bioquímicas 25:530-537

Lopez-Ribot JL, McAtee RK, Perea S, Kirkpatrick WR, Rinaldi MG, Patterson TF (1999) Coexistem múltiplos fenótipos resistentes de *Candida albicans* durante episódios de candidíase orofaríngea em doentes infectados com o vírus da imunodeficiência humana. Antimicrob Agents Chemother 43:1621-1630

Loffler J, Einsele H, Hebart H, Schumacher U, Hrastnik C, Daum G (2000) Phospholipid and sterol analysis of plasma membranes of azole-resistant *Candida albicans* strains. FEMS Microbiol Lett 185:5963

London E, Brugger DA (2000) Insolubility of Lipids in Triton X-100: physical origin and the relationship to sphingolipid/cholesterol membrane domains (rafts). Biochim Biophys Ata 1508:195

Luker GD, Nilsson KR, Covey DF, Piwnica-Worms D (1999) A glicoproteína P de resistência a múltiplos fármacos (*MDR1)* aumenta a esterificação do colesterol da membrana plasmática. J Biol Chem 274:6979-6991

Luker GD, Pica CM, Kumar AS, Covey DF, Piwnica-Worms D (2000) Effects of cholesterol and enantiomeric cholesterol on P- glycoprotein localization and function in low-density membrane domains. Bioquímica 39:7051-7661

Maesaki S, Marichal P, Bossche HV, Sanglard D, Kohno S (1999) Rhodamine 6G efflux for the detection of *CDR1-overexpressing* azoleresistant *Candida albicans* strains. J Antimicrob Chemother 44:27-31

Malinska K, Malinsky J, Opekarova M, Tanner W (2003) Visualização da compartimentação de proteínas na membrana plasmática de células de levedura vivas. Mol Biol Cell 2003 14:4427-4436

Mao X, Hu Y, Liang C (2002) *MET3* promoter: a tightly regulated promoter and its application in construction of conditional lethal strain. Curr Microbiol 45:37-40

Marichal P (1999) Mechanisms of resistance to azole antifungal compounds. Curr Opin Investig Drugs 1:318-333

Martins MD, Rex JH (1997) Antifungal drug resistance: a focus on *Candida*. Clin Updates Fungal Infect1:1-6
Martin SW, Glover BJ, Davie JM (2005) Lipid microdomains-plant membranes get organized. Tendências em Ciências Vegetais 10:263-265
Martin SW, Konopka JB (2004) Lipid rafts Polarization contributes to hyphal growth in *Candida albicans*. Célula Eucariota 3:675-684
Maxfield FR (2002) Plasma membrane microdomains. Curr Opin Cell Biol 14:483-487
Mitchell AP (1998) Dimorfismo e virulência em *Candida albicans*. Curr Opin Microbiol 1:687-692
Moffett S, Brugger DA, Linder ME (2000) Lipid-dependent targetting of G Proteins into Rafts. J Biol Chem 275:2191-2198
Mongrand S, Morel J, Laroche J, Claverol S, Carde JP, Hartmann MA, Bonneu M, Simon-Plas F, Lessire R, Bessoule JJ (2004) Lipid rafts in higher plant cells: purification and characterization of Triton X-100-insoluble microdomains from tobacco plasma membrane. J Biol Chem 279:36277-36286
Monk BC, Kurtz MB, Marrinan JA, Perlin DS (1991) Clonagem e caraterização da membrana plasmática H^+ -ATPase de *Candida albicans*. J Bacteriol 173:6826-6836
Mukhopadhyay K, Kohli A K, Prasad R (2002) A suscetibilidade das células de levedura aos medicamentos é afetada pela composição lipídica da membrana. Antimicrob Agents Chemother 46:3695-3705
Mukhopadhyay K, Prasad T, Saini P, Pucadyil TJ, Chattopadhyay A, Prasad R (2004) Membrane Sphingolipid-Ergosterol Interactions Are Important Determinants of Multidrug Resistance in *Candida albicans*. Antimicrob Agents Chemother 48:1778-1787
Murad, A M, d'Enfert C, Gaillardin C, Tournu H, Tekaia, Talibi D, D Marechal, Marchais V, Cottin J, and Brown A J (2001) F Transcript profiling in *Candida albicans* reveals new cellular functions for the transcriptional repressors CaTup1, CaMig1 and CaNrg1. Mol Microbiol 42:981-993.
Nagiec MM, Nagiec EE, Baltisberger JA, Wells GB, Lester RL, Dickson RC (1997) Sphingolipid synthesis as a target for antifungal drugs complementation of the inositol phosphorylceramide synthase defect in a mutant strain of *Saccharomyces cerevisiae* by the *AUR1* gene. J Biol Chem 272:9809-9817
Nakamura K, Niimi M, Niimi K, Holmes AR, Yates JE, Decottignies A, Monk BC, Goffeau A, Cannon RD (2001) Expressão funcional da bomba de efluxo de fármacos Cdr1p *de Candida albicans* numa estirpe *de Saccharomyces cerevisiae* deficiente em transportadores de membrana. Antimicrob Agents Chemother 45:3366-3374
Odds FC (1985) Morphogenesis in *Candida albicans*. CRC Crit Rev Microbiol 12:45-93
Odds FC (1988) *Candida* and Candidosis: A Review and Bibliography, 2 edn. Ballière Tindall, Londres
Oh C-S, Toke DA, Mandala S, Martin CE (2002) *ELO2* e *ELO3*, homólogos do gene *ELO1 de Saccharomyces cerevisiae*, funcionam no alongamento de ácidos gordos e são necessários para a formação de esfingolípidos. J Biol Chem 272:17376-17384
Onishi J, Meinz M, Thompson J, Curotto J, Dreikorn S, Rosenbach M, Douglas C, Abruzzo G, Flattery A, Kong L, Cabello A, Vicente F, Pelaez F, Diez MT, Martin I, Bills G, Giacobbe R, Dombrowski A, Schwartz R, Morris S, Harris G, Tsipouras A, Wilson K, Kurtz MB (2000) Discovery of novel antifungal (1,3)-b-D- glucan synthase inhibitors. Antimicrob Agents Chemother 44:368-377
Parks LW, Casey WM (1995) Physiological implications of sterol biosynthesis in yeast. Annu Rev Microbiol 49:95-116
Paulsen IT, Brown MH, Skurray RA (1996) Proton-dependent multidrug efflux systems. Microbiol Rev 60:575-608
Prasad R (1991) *Candida albicans*: Cellular and Molecular Biology. Springer-Verlag, Berlim
Pergakes KLJ-P, Lees N D, Barbuch R, Koegel C, Bard M (1998) Sequenciação, perturbação e caraterização do gene da esterol metiltransferase (*ERG6*) de *Candida albicans*: estudos de suscetibilidade a medicamentos em mutantes *erg6*. Antimicrob Agents Chemotherapy 42:1160-1167
Pike LJ, Han X, Gross RW (2005) Os receptores do Fator de Crescimento Epidérmico estão localizados em jangadas lipídicas que contêm um equilíbrio entre lípidos do folheto interno e

externo. J Biol Chem 280:26796-26804
Polgar O, Robey RW, Morisaki K, Dean M, Michejda C, Sauna ZE, Ambudkar SV, Tarasova N, Bates SE (2004) Mutational analysis of ABCG2: role of the GXXXG motif. Bioquímica 43:9448-9456
Prasad R, Krishnamurthy S, Prasad R, Gupta V, Lata S (1996) Multidrug resistance: an emerging threat. Ciência Corrente 71:205-213
Prasad R, Panwar SL, Smriti M (2002) Drug resistance in yeasts-an emerging scenario. In: Poole RK (ed) Advances in Microbial Physiology, First edn. Academic Press, Londres, pp 155-201
Prasad T, Saini P, Gaur NA, Vishwakarma RA, Khan LA, Haq QM, Prasad R (2005) Functional analysis of *CaIPT1*, a sphingolipid biosynthetic gene involved in multidrug resistance and morphogenesis of *Candida albicans*. Antimicrob Agents Chemother 49:3442-3452
Pumbwe L, Glass D, Wexler HM (2006) Sobreexpressão da bomba de efluxo em mutantes de *Bacteroides fragilis* resistentes a múltiplos antibióticos. Antimicrob Agents Chemother 50:3150-3153
Reuss O, Vik A, Kolter R, Morschhauser J (2004) O flipper *SAT1*, uma ferramenta optimizada para a disrupção de genes em *Candida albicans*. Gene 341:119-127.
Rex JH, Pfaller MA, Galgiani JN, Bartlett MS, Espinel-Ingroff A, Ghannoum MA, Lancaster M, Odds FC, Rinaldi MG, Walsh TJ, Barry AL (1997) Development of interpretive breakpoints for antifungal susceptibility testing: concetual framework and analysis of in vitro-in vivo corrrelation data for fluconazole, itraconazole and *Candida* infections. Clin Infect Dis 24:235-247
Reynolds TB, Fink RG (2001) Baker's yeast, a model for fungal biofilm formation (Levedura de Baker, um modelo para a formação de biofilme fúngico). Ciência 291:878-881
Rost B, Sander C (1993) Prediction of protein secondary structure at better than 70% accuracy. J Mol Biol 232:584-599
Rost B, Sander C (1994) Combinação de informação evolutiva e redes neuronais para prever a estrutura secundária das proteínas. Proteínas 19:55-72
Saini P, Prasad T, Gaur NA, Shukla S, Jha S, Komath SS, Khan LA, Haq QM, Prasad R (2005) Alanine scanning of transmembrane helix 11 of Cdr1p ABC antifungal efflux pump of *Candida albicans*: identification of amino acid residues critical for drug efflux. J Antimicrob Chemother 56:77-86
Sambrook J, Fritsch EF, Maniatis T (1989) Molecular cloning, a laboratory manual, 2 edn. Cold Spring Harbor Laboratory Press, Nova Iorque
Sanglard D, Calabrese D, Ischer F, Monod M, Bille J (1996a): Isolamento de genes de Candida albicans que conferem resistência a agentes antifúngicos azólicos. Em Candida and Candidiasis: Biology, Pathogenesis, and Management ASM conference, Resumo B39, San Diego, 24-27 de março
Sanglard D, Ischer F, Monod M, Bille J (1997) Clonagem de genes de *Candida albicans* que conferem resistência a agentes antifúngicos azólicos: Characterisation of *CDR2*, a new multidrug ABC transporter gene. Microbiologia 143:405-416
Sanglard D, Ischer F, Monod M, Bille J (1996b) Susceptibilidades de mutantes do transportador multidroga de *Candida albicans* a vários agentes antifúngicos e outros inibidores metabólicos. Antimicrob Agents Chemother 40:2300-2305
Sanglard D, Ischer F, Parkinson T, Falconer D, Bille J (2003) Mutações em *Candida albicans* na via biossintética do ergosterol e resistência a vários agentes antifúngicos. Antimicrob Agents Chemother 47:2404-2412
Sanglard D, Kuchler K, Ischer F, Pagani J-L, Monod M, Bille J (1995) Mechanisms of resistance to azole antifungal agents in *Candida albicans* isolates from AIDS patients involve specific multidrug transporters. Antimicrob Agents Chemother 39:2378-2386
Sanglard D, Odds FC (2002) Resistance of *Candida* species to antifungal agents: molecular mechanisms and clinical consequences. Lancet Infect Dis 2:73-85
Schinkel AH, Borst P (1991) Multidrug resistance mediated by P- glycoproteins. Semin Cancer Biol 2:213-226
Sharoni M, Steiner-Mordoch S, Schuldiner S (2005) Exploring the binding domain of EmrE, the smallest multidrug transporter. J Biol Chem 280:32849-32855

Shukla S, Rai V, Banerjee D, Prasad R (2006) Characterization of Cdr1p, a major multidrug efflux protein of *Candida albicans*: purified protein is amenable to intrinsic fluorescence analysis. Bioquímica 45:2425-2435

Shukla S, Saini P, Smriti, Jha S, Ambudkar SV, Prasad R (2003) Functional characterization of *Candida albicans* ABC transporter Cdr1p. Eukaryot Cell 2:1361-1375

Sigal N, Molshanski-Mor S, Bibi E (2006) Ausência de resíduos ácidos insubstituíveis no transportador secundário de múltiplos fármacos MdfA *de Escherichia coli.* J Bacteriol 188:5635-5639

Sigal N, Vardy E, Molshanski-Mor S, Eitan A, Pilpel Y, Schuldiner S, Bibi E (2005) O modelo 3D do transportador de múltiplos fármacos MdfA *de Escherichia coli* revela uma carga positiva essencial incorporada na membrana. Bioquímica 44:14870-14880

Simons K, Ikonen E (1997) Functional rafts in cell membranes. Natureza 387:569-572

Simmons CR, Fridlender M, Navarro PA, Yalpani N (2003) Um gene induzível pela defesa do milho é um membro importante da superfamília de facilitadores relacionado com antiportadores de efluxo de resistência bacteriana a múltiplos fármacos. Plant Mol Biol 52:433-446

Skovsgaard T, Nielsen D, Maare C, Wasserman K (1994) Cellular resistance to cancer chemotherapy. Int Rev Cytol 156:77-157

Smriti, Krishnamurthy S, Dixit B L, Gupta C M, Milewski S, Prasad R (2002) Os transportadores ABC Cdr1p, Cdr2p e Cdr3p de um agente patogénico humano *Candida albicans* são translocadores gerais de fosfolípidos. Levedura 19:303-318

Smriti, Krishnamurthy S, Prasad R (1999) A fluidez da membrana afecta as funções de Cdr1p, um transportador ABC multi-fármacos de *Candida albicans.* FEMS Microbiol Lett 173:475-481

Someya Y, Yamaguchi A (1996) O mercaptídeo formado entre o resíduo Cys70 e o Hg^{2+} ou o Co^{2+} comporta-se como uma cadeia lateral funcional carregada positivamente que actua no mutante Arg70-->Cys do antiporte metal-tetraciclina/H^{+} da *Escherichia coli.* Biochemistry 35:93859391

Sorger D, Athenstaedth K, Harstnik C, Daum G (2004) Uma estirpe de levedura sem partículas lipídicas apresenta um defeito na formação de ergosterol. J Biol Chem 279:31190-31196

Talibi D, Raymond M (1999) Isolamento de um regulador putativo da transcrição *de Candida albicans* envolvido na resistência pleiotrópica a medicamentos por complementação funcional de uma mutação *pdr1 pdr3* em *Saccharomyces cerevisiae.* J Bacteriol 181:231-240

Timpel C, Strahl-Bolsinger S, Ziegelbauer K, Ernst JF (1998) Multiple functions of Pmt1p-mediated protein O-mannosylation in the fungal pathogen *Candida albicans.* J Biol Chem 273:20837-20846

Tsai HF, Bard M, Izumikawa K, Krol AA, Sturm AM, Culbertson NT, Pierson Charles A, Bennett J E (2004) Mutante *de Candida glabrata* com maior sensibilidade aos azóis e à baixa tensão de oxigénio. Antimicrob Agents Chemother 48:2483-2489

Tusnady G E, Simon I (1998) Principles governing amino acid composition of integral membrane proteins: application to topology prediction. J Mol Biol 283:489-506

Tusnady G E, Simon I (2001) The HMMTOP transmembrane topology prediction server. Bioinformática 17:849-850

Varela M F, Sansom C E, Griffith J K (1995) Mutational analysis and molecular modelling of an amino acid sequence motif conserved in antiporters but not symporters in a transporter superfamily. Mol Memb Biol 12:313-319

Vigh L, Maresca B, Harwood J L (1998) Does the membrane's physical state control the expression of heat shock and other genes? Trends Biochem Sci 23:369-374

Wach, A., A. Brachat, R. Pohlmann, and Philippsen P (1994) New heterologous modules for classical or PCR-based gene disruptions in *Saccharomyces cerevisiae.* Yeast **10**:1793-1808.

Wachtler V, Rajagopalan S, Balasubramanian M K (2003) Sterol- rich plasma membrane domains in the fission yeast *Schizosaccharomyces pombe.* J Cell Sci 116:867-874

White TC (1997) O aumento dos níveis de ARNm de *ERG16, CDR* e *MDR1* está correlacionado com o aumento da resistência aos azóis em isolados de *Candida albicans* de um doente infetado com o vírus da imunodeficiência humana. Antimicrob Agents Chemother 41:1482-1487

White T C, Marr K A, Bowden R A (1998) Clinical, cellular, and molecular factors that contribute to antifungal drug resistance. Clin Microbiol Rev 11:382-402

Wu M, Holowka D, Craighead HG, Baird B (2004) Visualization of plasma membrane compartmentalization with patterned lipid bilayers. Proc Natl Acad Sci USA 101:13798-13803

Xu X, Bittman R, Duportail G, Heissler D, Vilcheze C, London E (2001) Effect of the structure of natural sterols and sphingolipids on the formation of ordered sphingolipid/sterol domains (rafts). J Biol Chem 276:33540-33546

Yamaguchi A, Inagaki Y, Sawai T (1995) Mutações supressoras do segundo local para o mutante Asp-66-->Cys do transposão Tn10 codificado por metal-tetraciclina/H^+ antiporter de *Escherichia coli*.
Bioquímica 34:11800-11806

Yamaguchi A, Someya Y, Sawai T (1992) Metal-tetraciclina/H^+ antiporter of *Escherichia coli* encoded by transposon Tn10. O papel de um motivo de sequência conservado, GXXXXRXGRR, num laço citoplasmático putativo entre as hélices 2 e 3. J Biol Chem 267:19155-19162

Zgurskaya HI (2002) Molecular analysis of efflux pump-based antibiotic resistance. Int J Mcd Microbiol 292:95-105

APÊNDICE 1

YEPD (Dextrose de Peptona de Extrato de Levedura)

Componente	Concentração (g/100ml)
Extrato de levedura	1
Bacto peptona	2
D-glucose	2
Ágar Bacto (se necessário)	2.5

YNB (Meio à base de azoto de levedura)

Componente	Concentração (g/100ml)
Base de azoto de levedura (sem aa)	0.67
D-glucose	2
Ágar Bacto (se necessário)	2.5
Suplementos:	
Uracilo	30 M-g/ml

Meios de cultura bacterianos: Caldo Luria Bertini (LB)

Componente	Concentração (g/100ml)
Triptona	1
Extrato de levedura	110.5
Cloreto de sódio	1
Ágar Bacto (se necessário)	111.5

SD Mistura de abandono

Componente	Concentração (g/100ml)
Aminoácido	Quantidade (em gm)
Adenina	2.0
Triptofano	2.0
Histidina	1.0
Arginina	1.0
Metionina	1.0
Tirosina	1.5
Isoleucina	1.5
Valina	7.5
Lisina	1.5
Fenilalanina	2.5
Ácido glutâmico	5.0
Ácido aspártico	1.8
Treonina	10.0
Serina	1.8
Leucina	3.0
Uracilo	1.0

Meios SD-URA$^-$

Componente	Concentração (g/100ml)

Base de azoto de levedura (sem aa)	0.67
Glicose	2
-Ura aminoácido em falta	0.2
Ágar Bacto (se necessário)	2.5

APÊNDICE 2

Concentração 2X de meio 5-FOA

Componente	Montante
1) Concentrado 2X (esterilizar com filtro)	
Base azotada de levedura	7 g
-Ura mistura de abandono	2 g
Ácido 5-fluoro-orótico (5-FOA)	1 g (1 mg/ml)
Uridina	25 mg (25 p.g/ml)
Glicose	20 g
Água	500 ml
2) Adicionar a 500 ml de ágar a 4 % (autoclavado)	

Soluções para hibridação a sul

Componente	Montante
Solução de pré-hibridação/ hibridação	
SSC	6X SSC
SDS	0.5 %
ADN do esperma de salmão	100 g/ml^

10X TBE (pH 8,0)

Componente	g/litro
Tris -Cl	108
Ácido bórico	55
EDTA	7.4

APÊNDICE 3

Gel de poliacrilamida a 6 % (PAGE)

Componentes	Volume para 50 ml
30 % de poliacrilamida	10 ml
TBE(10X)	2,5 ml
10 % APS	500 pl
TEMED	50 pl
Água M.Q.	36,95 ml

APÊNDICE 4

Solventes para medicamentos

Drogas	Solvente utilizado
Óxido de 4-nitroquinolina	DMSO
Terbinafina	DMSO
O-fenantrolina	Etanol
Fluconazol	Água
Itraconazol	DMSO

Cetoconazol	DMSO
Nistatina	Metanol
Anfotericina B	DMSO
Ciclo-heximida	Água
Sulfometurão-metilo	Metanol
Cristal violeta	Álcool etílico
Metotrexato	10 mM Tris-Cl
Cerulenina A	DMSO

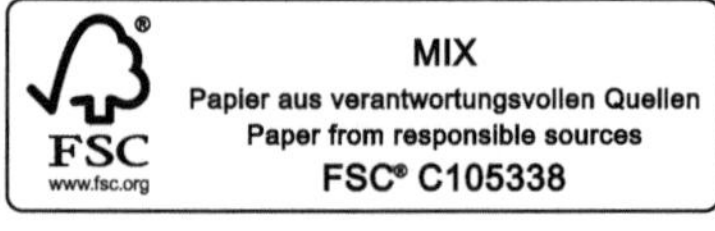

Printed by Books on Demand GmbH, Norderstedt / Germany